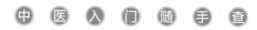

中 医 入 门 随 手 查

学用经络
祛百病

《修订版》

王桂茂　主编

全国百佳图书出版单位

化学工业出版社

·北京·

图书在版编目（CIP）数据

学用经络祛百病 / 王桂茂主编 . —修订本 . —北京：
化学工业出版社，2021.10 （2025.1 重印）

（中医入门随手查）

ISBN 978-7-122-39720-1

Ⅰ.①学… Ⅱ.①王… Ⅲ.①经络－穴位按压疗
法 Ⅳ.① R224.1

中国版本图书馆 CIP 数据核字（2021）第 161798 号

责任编辑：王新辉　赵玉欣　　　　装帧设计：关　飞
责任校对：张雨彤

出版发行：化学工业出版社

（北京市东城区青年湖南街 13 号　邮政编码 100011）

印　　装：北京缤索印刷有限公司

880mm×1230mm　1/64　印张 4　字数 120 千字

2025 年 1 月北京第 2 版第 3 次印刷

购书咨询：010-64518888

售后服务：010-64518899

网　　址：http://www.cip.com.cn

凡购买本书，如有缺损质量问题，本社销售中心负责调换。

定　　价：29.80 元　　　　　　　　　版权所有 违者必究

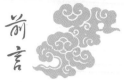

前言

　　气血是人体的生命之源，身体的任何脏腑、肌肉、器官，都需要气血的滋养才能正常运行。

　　气血是怎样输送到全身的呢？这就要靠经络，经络就好像身体内大大小小的河流，把气血输送到每一个角落。

　　如果说经络是联系各个脏腑的纽带，那穴位就是这些纽带上的功能点、敏感点，它们既是营卫气血流注、会聚和神气出入之处，又是外邪出入、留止和阻遏气血流通、神气游行之处，而穴位按摩，就会产生"多米诺骨牌效应"，将刺激沿着经络传给下一个穴位，从而打通经络，使人气血通畅、身心调和。

　　《学用经络祛百病（修订版）》以十二正经、奇经八脉、经外奇穴为主，介绍了300多个穴位；穴位图配合快速定穴使穴位定位超简单；位置＋快速定穴＋主治＋针灸＋按摩，全方位解读每一个穴位；70余种常见疾病，穴位速查有奇效。通过此书，您将学习到安全、简单、有效的经络祛病保健方法。

王桂茂

2021 年 5 月于上海市中医院

关于指寸定位法的使用说明

　　指寸定位法是以被施术人的手指作为测量标准来找穴位的一种方法，比较多用的有拇指同身寸法、中指同身寸法和横指同身寸法（一夫法）。

拇指同身寸
　　以拇指指间关节的横向距离为1寸，适用于四肢部位取穴，作横寸折算。

中指同身寸
　　中指屈曲时，中节桡侧两端纹头之间的距离为1寸，适用于四肢及脊背取穴，作横寸折算。

横指同身寸
　　将食指、中指、无名指、小指并拢，以中指节横纹为准，量取四指的横向宽度为3寸，适用于下肢、下腹部和背部取穴，作横寸折算。

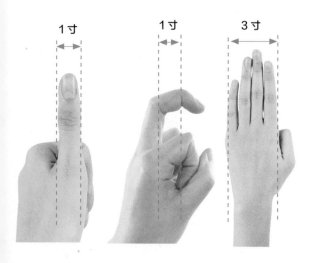

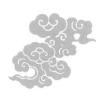

目录

足太阳膀胱经 /81

足厥阴肝经 /185

奇经八脉

经外奇穴

常见病特效穴位速查

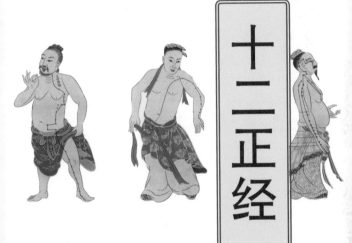

十二正经

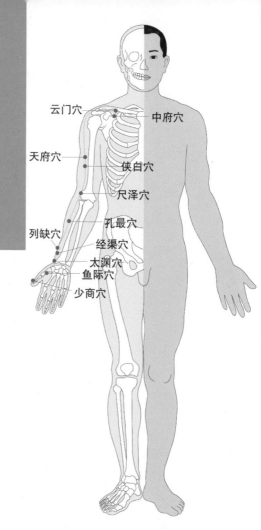

手太阴肺经

云门穴

中府穴

天府穴

侠白穴

尺泽穴

孔最穴

列缺穴

经渠穴

太渊穴

鱼际穴

少商穴

*中府穴 宣肺理气，止咳平喘

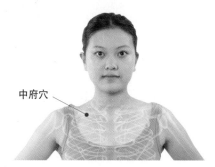

中府穴

【位置】胸前壁外上方，云门穴下1寸，平第1肋间隙处，距身体前正中线6寸。

【快速定穴】两手叉腰立正，锁骨外侧端下缘的三角形凹窝正中是云门穴，由此窝正中垂直往下一横指即是（平第1肋间隙）。

【主治】①咳嗽、气喘、胸痛；②肩背痛。

【针灸】向外斜刺或平刺0.5~0.8寸，不可向内深刺；可灸。

【按摩】用食指或中指指腹做环状按揉。

【进阶精解】中府穴是肺的募穴，与后背的肺俞穴是对应的，这两个穴位多用于治疗与之对应的脏腑疾病，可以单独使用，也可以搭配使用。

中府穴还是手太阴肺经和足太阴脾经的交会穴，所以按揉此穴还有健脾的功效。

云门穴 理气宣肺，止咳平喘

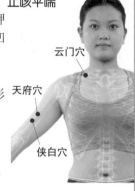

【位置】胸前壁外上方，肩胛骨喙突上方，锁骨下窝凹陷处，距前正中线6寸。

【快速定穴】两手叉腰直立，锁骨外侧端下缘的三角形凹窝正中即是。

云门穴

天府穴

侠白穴

【主治】①咳嗽、气喘、胸痛；②肩痛。

【针灸】向外斜刺0.5~0.8寸；可灸。

天府穴 调理肺气，安神定志

【位置】位于臂内侧面，肱二头肌桡侧缘，腋前纹头下3寸。

【快速定穴】上肢掌侧向内，伸直上举与肩平，头部向上臂靠拢，鼻尖触及处即为天府穴。

【主治】①咳嗽、气喘、鼻衄；②瘿气；③上臂内侧痛。

【针灸】直刺0.5~1寸。

侠白穴 清降肺浊，润脾除燥

【位置】位于臂内侧面，天府穴下1寸处。

【快速定穴】可参照天府穴快速定穴，其下1寸为侠白穴。

【主治】①咳嗽、气喘、鼻衄；②干呕、烦满；③上臂内侧痛。

【针灸】直刺0.5~1寸。

*尺泽穴 清泻肺热，通络止痛

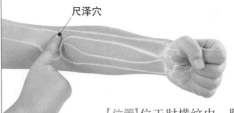

尺泽穴

【位置】位于肘横纹中，肱二头肌腱桡侧凹陷处。

【快速定穴】正坐，仰掌并微屈肘，将手臂上举，在手肘关节掌面偏桡侧有粗腱，腱的外侧处即是。

【主治】①咳嗽、气喘、咯血，咽喉肿痛，潮热，肺部胀满；②急性吐泻，中暑，小儿惊风；③肘臂挛痛。

【针灸】直刺 0.5~0.8 寸，或点刺出血；可灸。

【按摩】用双手拇指指腹端按压。可自行操作。

【进阶精解】尺泽穴是手太阴肺经的合穴，合穴一般位于肘关节或者膝关节附近，气血从四肢汇合在此处变得最盛，所以合穴一般都主疏泄，各经脉气逆时多取合穴按摩。比如肺气过盛导致上火，按摩尺泽穴是最好的方法。

*孔最穴 清热止血，润肺理气

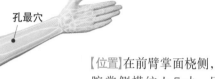

孔最穴

【位置】在前臂掌面桡侧，腕掌侧横纹上7寸，尺泽穴与太渊穴连线上。

【快速定穴】伸臂仰掌，尺泽穴与太渊穴连线中点向上一横指，桡骨内侧缘。

【主治】①咯血，咳嗽，气喘，咽喉肿痛，鼻衄，热病无汗；②痔疾；③肘臂挛痛。

【针灸】直刺0.5~0.8寸；可灸。因穴下有桡动脉、桡静脉，故针刺时避开桡动脉、桡静脉，防止刺破血管，引起出血。

【按摩】直接用另一手的拇指揉按5分钟即可。

【进阶精解】孔最穴是手太阴肺经的郄穴，具有止血、止痛、疏通气血的功效；对于支气管炎、支气管哮喘、肺结核、肺炎、扁桃体炎、肋间神经痛等都有很好的治疗功效。配肺俞穴、尺泽穴治咳嗽、气喘；配鱼际穴治咯血。

*列缺穴 宣肺理气，通经活络

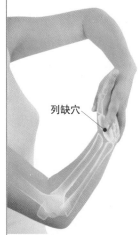

列缺穴

【位置】在腕掌侧横纹上1.5寸，尺泽穴与太渊穴连线上。

【快速定穴】两手虎口相交，一手示指（食指）压在另一手桡骨茎突上，食指尖到达处即是。

【主治】①咳嗽，气喘，咽喉肿痛；②头痛，牙痛，项强，口眼㖞斜。

【针灸】向肘或腕部斜刺0.3~0.5寸；可灸。

【按摩】用拇指指端按在列缺穴处，逐渐用力，做深压捻动20下左右。

【进阶精解】列缺穴为手太阴肺经的络穴，又与手阳明大肠经相联络，可宣肺解表、祛风通络，治疗外邪所致头面部疾病及颈项部疾病。

列缺穴正当手腕之上，"经脉所通，主治所及"，所以按摩列缺穴又可治手腕无力等。

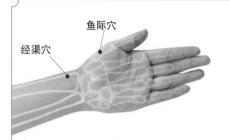

经渠穴　　鱼际穴

经渠穴　　止咳化痰，通调血脉

【位置】在前臂前区，腕掌侧横纹上1寸，桡骨茎突与桡动脉之间。

【快速定穴】手侧伸，拇指与掌心向上，距腕横纹1寸，即诊脉时中指所按的关脉所在处。

【主治】①咳嗽，气喘，胸痛，咽喉肿痛；②手腕痛。

【针灸】避开桡动脉，直刺0.3~0.5寸。

鱼际穴　　止咳化痰，清热利咽

【位置】在手外侧，第1掌骨中点桡侧，赤白肉际处。

【主治】①咳嗽，咯血，哮喘；②发热，咽干，咽喉肿痛，失音；③小儿疳积，乳痈；④掌中热。

【针灸】直刺0.5~0.8寸。

*太渊穴 止咳化痰，通调血脉

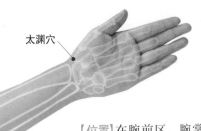

太渊穴

【位置】在腕前区，腕掌侧横纹桡
侧端，桡骨茎突与舟状骨之间，
拇长展肌腱尺侧凹陷中。

【快速定穴】仰掌，于腕横纹外侧摸到脉搏跳动处，
此为桡动脉，其外侧即是。

【主治】①咳嗽、气喘，咯血，胸痛，咽喉肿痛；
②无脉症；③腕臂痛。

【针灸】直刺0.2~0.3寸；避开桡动脉（在医生指导
下操作）。

【按摩】用食指指腹按摩，每次每侧5分钟。

【进阶精解】太渊穴为肺经原穴，又是五输穴中的"输
穴"，配五行属土，为肺金之母。所以太渊穴可治
疗肺气虚症状。

太渊穴为脉之会穴，所以又可用来治血脉闭阻等。

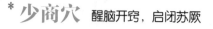

*少商穴 醒脑开窍，启闭苏厥

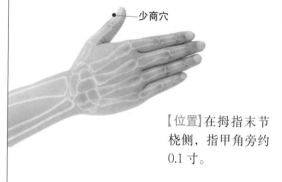

少商穴

【位置】在拇指末节桡侧，指甲角旁约0.1寸。

【主治】①咽喉肿痛，鼻衄，咳嗽；②高热，昏迷，癫狂；③指肿，麻木。

【针灸】浅刺0.1~0.2寸，或点刺出血；可灸。

【按摩】用拇指和食指捏住另一手拇指两侧，以揉捏的方式按摩。增强刺激，可采用掐法。

【进阶精解】少商穴为手太阴肺经"井"穴，外感风热所引起的咳嗽、咽喉肿痛、失音、鼻衄、热病等都可以取少商穴点刺出血，以达到散风清热的目的。

阴经井穴配五行属木，应肝主风，肺属金可抑肝木，故肝风内动之中风昏迷、癫狂等，可用少商穴平肝息风以治之。

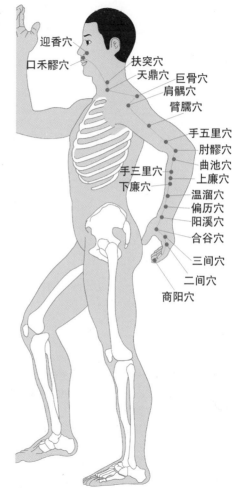

手阳明大肠经

迎香穴
口禾髎穴
扶突穴
天鼎穴
巨骨穴
肩髃穴
臂臑穴
手五里穴
肘髎穴
曲池穴
上廉穴
手三里穴
下廉穴
温溜穴
偏历穴
阳溪穴
合谷穴
三间穴
二间穴
商阳穴

*商阳穴 调节便秘，泻热止痛

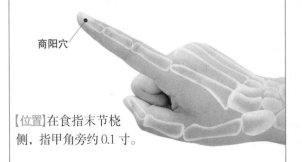

商阳穴

【位置】在食指末节桡侧，指甲角旁约 0.1 寸。

【主治】①牙痛，咽喉肿痛，耳鸣，耳聋；②热病，昏迷；③手指麻木。

【针灸】浅刺 0.1 寸或点刺出血；可灸。

【按摩】用拇指和食指握住另一手食指甲根的两侧，用拇指指端揉捏 2 分钟。

【进阶精解】手阳明大肠经是一个多气多血的经脉，病多燥火，所以这个穴位可用于治疗燥热或火邪上炎引起的头面五官疾病。

手阳明大肠经与手太阴肺经相表里，商阳穴是五输穴中的"井"穴，有宣肺解表、泻热开窍的功效，所以又可以用于热病、昏迷等。

*二间穴

利咽清热，消肿止痛

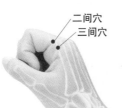

二间穴
三间穴

【位置】在手指，第2掌指关节桡侧远端赤白肉际处。

【快速定穴】侧掌，微握拳，第2掌指关节前缘，靠拇指侧，凹陷处即是。

【主治】①鼻衄，牙痛，牙龈炎，目痛，口眼㖞斜，咽喉肿痛；②热病。

【针灸】直刺0.2~0.3寸；可灸。

【按摩】用另一手的拇指指端按揉，每次30下，每天2次。

三间穴　**利咽清热，消肿止痛**

【位置】在手指，第2掌指关节桡侧近端凹陷中。

【快速定穴】侧掌，微握拳，当第2掌指关节后方桡侧凹陷中。

【主治】①牙痛，咽喉肿痛；②腹胀，肠鸣；③嗜睡。

【针灸】直刺0.3~0.5寸。

*合谷穴 调经止痛，疏通经络

合谷穴

【位置】在手背，第1、第2掌骨间，约平第2掌骨桡侧中点处。

【快速定穴】拇指、食指合拢，在肌肉的最高处取穴。

【主治】①头痛，目赤肿红，咽喉肿痛，失音，鼻衄，牙痛，口眼㖞斜，耳鸣，耳聋，痄腮；②诸痛证；③热病，无汗，多汗；④经闭，滞产；⑤腹痛，便秘；⑥上肢不遂。

【针灸】直刺0.5~1寸，亦可用手指掐合谷穴；孕妇禁针；可灸。

【按摩】用一手拇指用力掐按另一手的合谷穴，左侧痛按右侧合谷穴，反之亦然。

【进阶精解】根据"经脉所通，主治所及"的原理，合谷穴可用于头面五官诸疾病的治疗；妇女以血为用，气滞血瘀而致妇科病，经常按摩此穴可调和气血、通经止痛。

*阳溪穴 理顺气血，消炎止痛

【位置】在腕背横
纹桡侧，桡骨茎
突远端，手拇指
向上翘起时，当
拇短伸肌腱与拇
长伸肌腱之间的
凹陷中。

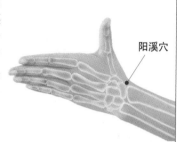

阳溪穴

【快速定穴】拇指上翘，腕背桡侧两筋之间凹陷处。

【主治】①手腕痛；②头痛，目赤，牙痛，咽喉肿痛，
耳鸣。

【针灸】直刺 0.3~0.5 寸；可灸。

【按摩】用双手拇指指端按压。

【进阶精解】癫、狂、痫证多由痰火蒙蔽清窍而致，
由于阳溪穴是五输穴中的"经穴"，配五行属火，
火是肝之子，土之母，故泻之，清心肝之火；补之，
可健脾祛痰，故可用于癫、狂、痫证等的治疗。

偏历穴 疏通经络，消肿止痛

【位置】在前臂，腕背侧横纹上3寸，阳溪穴与曲池穴连线上。

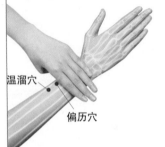

【快速定穴】腕背横纹向上量取4横指，阳溪穴（第15页）与曲池穴（第19页）连线上。

温溜穴

偏历穴

【主治】①鼻衄，耳聋，耳鸣，喉痛，目赤；②手臂酸痛；③腹部胀满，水肿。
【针灸】直刺或斜刺0.5~0.8寸。

温溜穴 补气泻火，疏通经络

【位置】在前臂，腕背侧横纹上5寸，阳溪穴与曲池穴的连线上。

【快速定穴】侧腕屈肘位，阳溪穴（第15页）与曲池穴（第19页）连线的中点向下1横指处取穴。

【主治】①肠鸣腹痛；②疔疮，面肿，咽喉肿痛；③肩臂酸痛。
【针灸】直刺0.5~1寸。

下廉穴 调理肠胃，通经活络

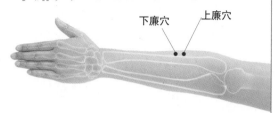

下廉穴　　上廉穴

【位置】在前臂背面桡侧，肘横纹下 4 寸，阳溪穴（第 15 页）与曲池穴（第 19 页）的连线上。

【快速定穴】侧腕屈肘位，阳溪穴与曲池穴连线的上 1/3 与下 2/3 的交点处取穴。

【主治】①肘臂痛；②头痛，眩晕，目痛；③腹痛，腹胀。

【针灸】直刺 0.5~1 寸。

上廉穴 补气泻火，疏通经络

【位置】在前臂背面桡侧，肘横纹下 3 寸，阳溪穴（第 15 页）与曲池穴（第 19 页）的连线上。

【快速定穴】屈肘，肘横纹向下量取 4 横指，阳溪穴与曲池穴连线上。

【主治】①肘臂痛，半身不遂，手臂麻木；②头痛；③腹痛，肠鸣，腹泻。

【针灸】直刺 0.5~1 寸。

*手三里穴 疏通经络，调理肠胃

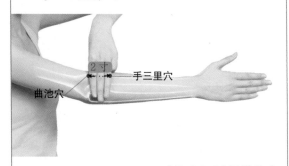

2寸
手三里穴
曲池穴

【位置】在前臂背面桡侧，肘横纹下2寸，阳溪穴（第15页）与曲池穴（第19页）连线上。

【快速定穴】肘横纹向下量取3横指，阳溪穴与曲池穴连线上。

【主治】①手臂无力、疼痛，上肢瘫痪、麻木；②腹痛，腹泻；③牙痛，颊肿。

【针灸】直刺0.5~1寸；可灸。

【按摩】屈肘，用另一只手的拇指按压穴位。

【进阶精解】手阳明大肠经多气多血，手三里穴邻近五输穴中的"合"穴，脉气已盛，所以疏通经络、调节胃肠的作用较强，可用于肠胃病和经脉病的治疗。

手三里穴还有缓解上肢疲劳、酸痛的作用；对颈椎病压迫神经引起的上肢麻木也有治疗作用。

*曲池穴

清热泻火，疏通经络

【位置】在肘区，屈肘成直角，在肘横纹外侧端，当尺泽穴与肱骨外上髁连线的中点处。

【快速定穴】屈肘成直角，在肘横纹桡侧端凹陷中取穴。

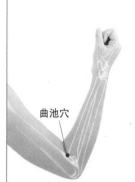

曲池穴

【主治】①手臂痹痛，上肢不遂；②热病，头痛，眩晕，癫狂；③腹痛，吐泻，痢疾；④咽喉肿痛，牙痛，目赤痛；⑤荨麻疹，湿疹；⑥瘰疬。

【针灸】直刺 0.5~1.5 寸；可灸。

【按摩】以拇指指端用力掐按，感觉疼痛症状减轻为止，然后施以指揉法 20~30 下。

【进阶精解】本穴也用于治疗头面五官病，清大肠腑热，治泄泻、痢疾、肠痈等。曲池穴还有清心、抑肝、化痰的作用，可用于癫狂的治疗；有疏通经络、调和气血的作用，可治疗手臂肿痛、半身不遂等。配大椎穴、太冲穴治高血压。

* 臂臑穴

清热明目，通经活络

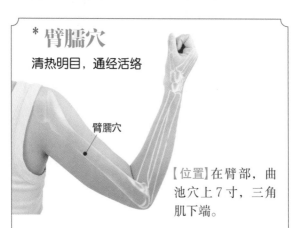

臂臑穴

【位置】在臂部，曲池穴上7寸，三角肌下端。

【快速定穴】上臂用力外展，三角肌下端处即是。

【主治】①肩臂疼痛不遂，颈项拘挛；②瘰疬；③目疾。

【针灸】直刺或向上斜刺0.5~1寸；可灸。

【按摩】食指和中指并拢，用指腹垂直按压穴位。

【进阶精解】臂臑穴附近有使拇指与食指活动的神经通过，因此臂臑穴是维持手臂功能的重要穴位，治疗肩周炎（五十肩）及手臂疼痛、麻痹、神经痛等很有效果。

另外，臂臑穴对因脑卒中而臂痛不可举、颈椎扭伤等也有一定的治疗效果。

* 肩髃穴　通经活络，疏散风热

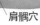

肩髃穴

【位置】在三角肌上，臂外展或向
前平伸时，肩峰前下方凹陷处。

【快速定穴】上臂外展或平举，肩关节出现两个凹
陷，前面的凹陷即是。

【主治】①肩臂挛痛，上肢不遂，手臂挛急；②荨
麻疹，瘰疬。

【针灸】直刺 0.5~1 寸；可灸。

【按摩】将右手搭到左肩，四指尽量展开，抓牢
肩部，掌心紧贴肌肉，用拇指做旋转按摩，以
酸痛为度。然后换另一侧。

【进阶精解】肩髃穴是治疗肩臂疼痛、手臂挛急不举、
半身不遂的主穴。

　　手阳明大肠经脉有散风、清热、通络的作用，
故本穴也可用于荨麻疹、瘰疬。

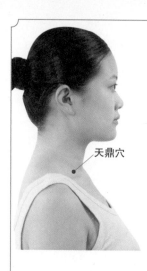

天鼎穴

天鼎穴 　清利咽喉，理气散结

【位置】在颈外侧部，胸锁乳突肌后缘，扶突穴（第23页）与缺盆穴（第33页）连线中点。

【快速定穴】正坐，喉结旁开，扶突穴直下1寸（一横指），胸锁乳突肌下部后缘。

【主治】①暴喑气梗，咽喉肿痛，梅核气；②瘰疬，瘿气。

【针灸】直刺0.5~0.8寸。

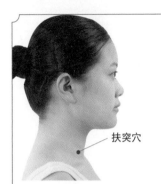

扶突穴

清咽消肿，理气降逆

【位置】在颈外侧部，喉结旁，胸锁乳突肌前缘与后缘之间。

扶突穴

【主治】①咽喉肿痛，暴喑；②瘿气，瘰疬；③咳嗽，气喘；④颈部手术针刺麻醉用穴。

【针灸】直刺 0.5~0.8 寸。

口禾髎穴　祛风清热，理气开窍

【位置】当鼻孔外缘直下，与水沟穴（第 210页）相平处取穴。

【主治】①鼻塞，鼻衄；②口噤，口喎。

【针灸】直刺或斜刺 0.3~0.5 寸。

口禾髎穴

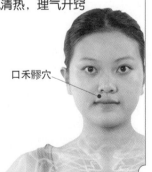

*迎香穴

清热散风，宣通鼻窍

【位置】在面部，鼻翼外缘中点旁，鼻唇沟中。

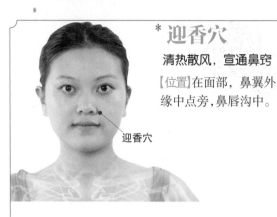

迎香穴

【主治】①鼻塞，鼻衄；②口㖞；③胆道蛔虫症。

【针灸】直刺 0.2~0.3 寸或斜刺 0.3~0.5 寸；禁灸。

【按摩】两手中指分别按于同侧迎香穴，其余三指则向手心方向弯曲，以中指端在迎香穴沿顺时针方向按摩 36 圈，每天 3 次。

【进阶精解】迎香穴名为迎接香味的意思，说明迎香穴的功能是治疗鼻病。大肠与肺相表里，肺开窍于鼻，迎香穴又位于鼻部，所以可治疗不闻香臭以及鼻部诸病。

如风袭经脉、经筋弛缓之口眼㖞斜，风袭肌肤的面瘫症，流溢于肌肤的面肿，都可以取迎香穴以散风通络、宣肺利水。

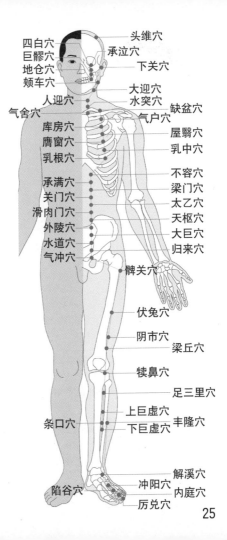

足阳明胃经

四白穴
巨髎穴
地仓穴
颊车穴
人迎穴
气舍穴
库房穴
膺窗穴
乳根穴
承满穴
关门穴
滑肉门穴
外陵穴
水道穴
气冲穴

头维穴
承泣穴
下关穴
大迎穴
水突穴
缺盆穴
气户穴
屋翳穴
乳中穴
不容穴
梁门穴
太乙穴
天枢穴
大巨穴
归来穴
髀关穴

伏兔穴
阴市穴
梁丘穴
犊鼻穴
足三里穴
上巨虚穴
丰隆穴
下巨虚穴

条口穴

解溪穴
冲阳穴
内庭穴
厉兑穴

陷谷穴

25

*承泣穴

疏风活络，清热明目

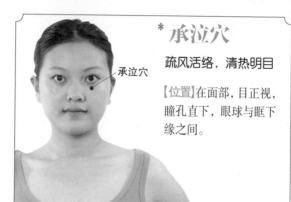

承泣穴

【位置】在面部，目正视，瞳孔直下，眼球与眶下缘之间。

【快速定穴】正坐或仰卧，正前方平视，瞳孔直下，眼球之下，眶下缘之上。

【主治】①眼睑瞤动、目赤肿痛、夜盲、迎风流泪等目疾；②口眼㖞斜，面肌痉挛。

【针灸】以左手拇指向上轻推眼球，紧靠眶缘缓慢直刺0.3~0.5寸，不宜提插。注意避免刺伤眼球，防止出血；禁灸。注意手部卫生。

【按摩】长时间用眼疲劳或用眼2小时以上时，用两手食指同时轻轻按揉两侧穴位5分钟。

【进阶精解】任脉为阴脉之海，"上颐循面入目"，阳蹻脉"交目内眦"，足阳明胃经"系目系""为目下纲"。承泣穴正处目之下，为三经之交会穴，所以善治目疾、口㖞等症。

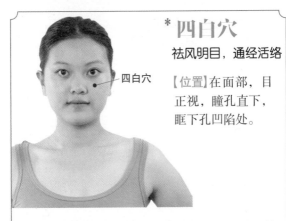

*四白穴

祛风明目，通经活络

四白穴

【位置】在面部，目
正视，瞳孔直下，
眶下孔凹陷处。

【主治】①目赤肿痛、目翳、眼睑瞤动、迎风流泪等
目疾；②口眼㖞斜，面痛，面肌痉挛；③头痛，眩晕；
④胆道蛔虫症。

【针灸】直刺或斜刺 0.2~0.5 寸，注意避免损伤神经、
血管，不可深刺，不可快速捻针。禁灸。

【按摩】双手食指轻轻按压，3秒1下，连续10下。
每天做3遍。

【进阶精解】四白穴为足阳明胃经的穴位，位于面部，
眼睛的下方，"经脉所过，主治所及"，所以四白
穴主治眼病，也是眼保健的常用穴位。

此穴位对于治疗面部神经炎以及鼻炎也有很好的
功效。

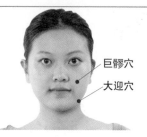

巨髎穴

大迎穴

巨髎穴　　清热息风，明目退翳

【位置】在面部，目正视，瞳孔直下，平鼻翼下缘处，当鼻唇沟外侧。

【主治】①口角歪斜，面痛，眼睑瞤动；②鼻衄，牙痛，唇颊肿。

【针灸】斜刺或平刺 0.3~0.5 寸。

大迎穴　　祛风通络，消肿止痛

【位置】在面部，下颌角前方 1.3 寸，咬肌附着部的前缘，面动脉搏动处。

【快速定穴】正坐或仰卧位，在下颌角前下方 1.3 寸，闭口鼓腮，在下颌骨边缘现一沟形，按之有动脉搏动处取穴。

【主治】①牙关紧闭，口角歪斜；②颊肿，牙痛，面肿，面痛。

【针灸】避开动脉，斜刺或平刺 0.3~0.5 寸。

*地仓穴 祛风止痛，舒筋活络

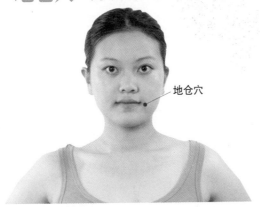

地仓穴

【位置】在面部，目正视，瞳孔直下，口角旁开0.4寸。

【快速定穴】正坐或仰卧，前方平视，瞳孔直下垂线与口角平行线的交点。

【主治】①口角歪斜，流涎；②面痛，牙痛。

【针灸】直刺0.2~0.3寸，或向颊车穴（第30页）平刺1~1.5寸；可灸。

【按摩】以食指指腹绕圈揉按30~50下，或以拇指、食指指腹提拿之。

【进阶精解】手、足阳明经脉布于面部，夹口，阳跷脉也夹口，而地仓穴位于面部口旁，是手、足阳明经和阳跷脉交会穴，所以这个穴位是治疗面、口疾病的主要穴位。

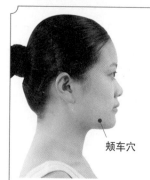

颊车穴

*颊车穴

清胃泻热，开关通络

【位置】在面颊部，下颌角前上方约一横指（中指），当咀嚼时咬肌隆起，按之凹陷处。

【快速定穴】上下牙咬紧时，会隆起一个咬肌高点，按之有凹陷处即是。

【主治】①口角歪斜，面肌痉挛；②牙痛，咬肌痉挛，颊肿。

【针灸】直刺 0.3~0.5 寸，或平刺 0.5~1 寸；可灸。

【按摩】用拇指指尖进行按摩，由轻渐重按压 1~2 分钟。

【进阶精解】足阳明胃经循面颊，入上齿，夹口，过上下关，足阳明经筋又布于颊（面部）。颊车穴属足阳明胃经，又位于面部、口旁，所以不仅可以治疗牙痛、颊肿、牙关不利，而且还是治疗面瘫所致口㖞的主穴。

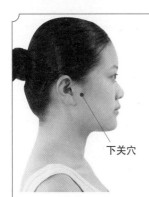

下关穴

*下关穴

消肿止痛，聪耳通络

【位置】在面部耳前方，颧弓下缘与下颌切迹所形成的凹陷中。

【快速定穴】正坐或侧卧，闭口，耳屏前约一横指，颧弓下的凹陷处。

【主治】①颞下颌关节痛，面痛，牙痛；②口角歪斜；③耳鸣，耳聋，聤耳。

【针灸】直刺 0.5~1 寸；可灸。

【按摩】用手指腹点压下关穴 30 下左右，可治上牙痛。

【进阶精解】足阳明胃经入上齿中，下关穴又位于上齿部，是治疗上牙痛的主穴；阳明经脉、经筋布于面部，所以可治面瘫、口㖞、面痛；足阳明胃经上行耳前，足少阳胆经入于耳中、出耳前，下关穴邻近耳部，又是足阳明胃经、足少阳胆经之交会穴，故可治耳病。也可用来治疗口噤、牙关不利之症。

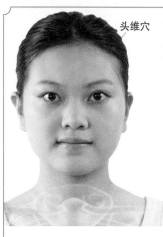

头维穴

*头维穴

清头明目，活血通络

【位置】在头侧部，额角发际上 0.5 寸，头正中线旁开 4.5 寸。

【主治】①头痛，眩晕；②目痛，迎风流泪，眼睑瞤动，视物不清。

【针灸】向后平刺 0.5~1 寸，局部胀痛，可向周围扩散。

【按摩】以食指指腹绕圈揉按 30~50 下，每天 3 次。

【进阶精解】头维穴邻近眼部，又为足阳明经、足少阳经、阳维脉之交会穴，故可用于眼病、头痛、眩晕的治疗。可配合谷穴治头痛；配太冲穴治目眩。

缺盆穴

宽胸利膈，止咳平喘

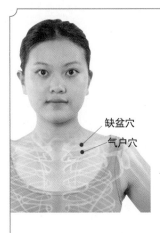

缺盆穴
气户穴

【位置】在颈外侧区，锁骨上窝中央，前正中线旁开4寸。

【快速定穴】正坐仰靠，锁骨中点上方，锁骨上窝的中央。

【主治】①咳嗽，气喘；②咽喉肿痛，缺盆中痛，瘰疬。

【针灸】直刺或斜刺0.3~0.5寸。

气户穴　　理气宽胸，止咳平喘

【位置】在胸部，锁骨中点下缘，前正中线旁开4寸。

【快速定穴】仰卧位，乳头直上与锁骨交点处下缘取穴。

【主治】①气喘，咳嗽，呃逆；②胸胁满痛。

【针灸】斜刺或平刺0.5~0.8寸。

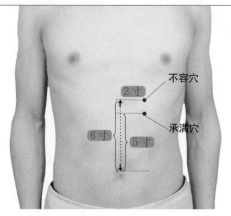

不容穴 2寸

承满穴

6寸 5寸

不容穴 调中和胃，理气止痛

【位置】在上腹部，脐中上6寸，前正中线旁开2寸。

【快速定穴】仰卧位，胸剑联合中点至脐中连线的上1/4与下3/4交点处。

【主治】①胃痛，呕吐，腹胀；②食少纳呆。

【针灸】直刺0.5~0.8寸。

承满穴 理气和胃，降逆止呕

【位置】在上腹部，脐中上5寸，前正中线旁开2寸。

【快速定穴】不容穴（见本页）垂直向下一横指。

【主治】①胃痛，呕吐，腹胀，肠鸣；②食少纳呆。

【针灸】直刺0.8~1寸。

* 梁门穴 和胃理气，健脾调中

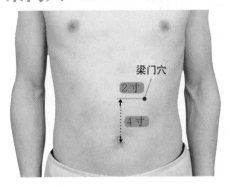

梁门穴

2寸

4寸

【位置】在上腹部，脐中上4寸，前正中线旁开2寸。

【快速定穴】承满穴（第34页）下一横指处。

【主治】①纳少，胃痛，呕吐；②腹胀，肠鸣，腹泻。

【针灸】直刺1~1.5寸；可灸。

【按摩】用食指指腹绕圈揉按30~50下。

【进阶精解】足阳明胃经属胃络脾，胃主受纳、主降浊，脾主运化、主升清。胃失和降、脾失升清则胃痛、呕吐、食欲不振、腹胀、泄泻。梁门穴既属胃经，又位于胃脘部，所以可治疗消化系统疾病。

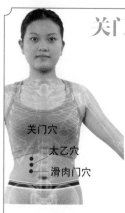

关门穴标注
关门穴
太乙穴
滑肉门穴

关门穴　调理肠胃，利水消肿

【位置】在上腹部，脐中上3寸，前正中线水平旁开2寸。

【快速定穴】不容穴（第34页）直下4横指。

【主治】①腹痛，腹胀，肠鸣泄泻；②小便不利，水肿。

【针灸】直刺0.8~1.2寸。

太乙穴　理气和胃，镇惊安神

【位置】在上腹部，脐中上2寸，前正中线旁开2寸。

【快速定穴】仰卧位，胸剑联合中点至脐中连线的下1/4与上3/4交点处，前正中线旁开3横指处取穴。

【主治】①腹痛，腹胀，胃痛，食少纳呆；②癫狂，心烦。

【针灸】直刺0.8~1.2寸。

滑肉门穴　理气止痛，镇惊安神

【位置】在上腹部，脐中上1寸，前正中线旁开2寸。

【快速定穴】仰卧位，脐上一横指，前正中线水平旁开3横指处。

【主治】①腹痛，腹胀，胃痛，呕吐；②癫狂。

【针灸】直刺0.8~1.2寸。

*天枢穴　健脾和胃，调经止痛

【位置】仰卧取穴，在腹中部，脐中旁开2寸。

【快速定穴】仰卧，脐中水平旁开3横指。

【主治】①腹痛、腹胀、肠鸣、泄泻、便秘、痢疾等胃肠病；②月经不调，痛经。

【针灸】直刺1~1.5寸；可灸（孕妇不可灸）。

【按摩】用手掌上下、左右按摩3分钟，每日3次。

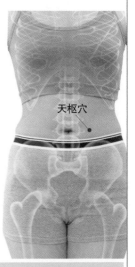

天枢穴

【进阶精解】足阳明胃经属胃络脾，胃为六腑之长。反映大肠生理功能和病理变化的募穴与下合穴，都分布在足阳明胃经上，天枢穴又是大肠的募穴，是大肠经气汇集之处，故可调理胃肠病证。

冲脉起于胞宫，循腹上行，为血海，天枢穴邻近胞宫，所以是治疗妇科病证的重要穴位。胞宫血虚，可补天枢穴以益气血生化之源；胞宫瘀血，可泻天枢穴以行气活血化瘀。

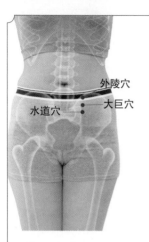

外陵穴
水道穴 —— 大巨穴

外陵穴

理气和胃，调经止痛

【位置】在下腹部，脐中下1寸（一横指），前正中线旁开2寸（3横指）。

【主治】①肠痛，疝气；②腹痛；③痛经。

【针灸】直刺1~1.5寸。

大巨穴　　调理肠胃，巩固肾气

【位置】在下腹部，脐中下2寸（3横指），前正中线旁开2寸（3横指）。

【主治】①小腹胀满，小便不利，疝气；②遗精，早泄。

【针灸】直刺1~1.5寸。

水道穴　　利水消肿，调经止痛

【位置】在下腹部，脐中下3寸（4横指），前正中线旁开2寸（3横指）。

【主治】①小腹胀痛，腹痛；②小便不利，疝气；③痛经，不孕。

【针灸】直刺1~1.5寸。

*归来穴 活血化瘀，调经止痛

【位置】在下腹部，脐中下4寸，前正中线旁开2寸。

【快速定穴】仰卧位，耻骨联合上缘中点向上量一横指，前正中线水平旁开3横指处取穴。

【主治】①小腹痛，疝气，小便不利；②月经不调，痛经，闭经，带下，阴挺。

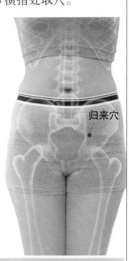

归来穴

【针灸】直刺1~1.5寸，或针尖略向耻骨联合处斜刺1.5~2寸，下腹有酸胀感，少数向小腹及外生殖器放散；可灸。

【按摩】以指腹或手掌按揉3分钟，每日3次。

【进阶精解】足阳明胃经为多气多血之经，冲脉为人身之血海，起于胞宫，出于气街，并足阳明胃经上行。归来穴属足阳明经，又邻近胞宫，所以对于治疗妇科疾病有较好作用。另外，此穴也可用于小腹疼痛、疝气等症的治疗。

气冲穴　活血化瘀，理气止痛

【位置】在腹股沟稍上方，脐中下5寸，前正中线旁开2寸，动脉搏动处。

【快速定穴】耻骨联合上缘中点水平旁开3横指处。

【主治】①肠鸣腹痛，疝气；②月经不调，不孕，阴肿，阳痿。

【针灸】直刺0.5~1寸。

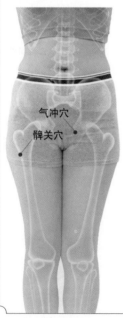

气冲穴

髀关穴

髀关穴

强健腰膝，疏通经络

【位置】在股前区，当髂前上棘与髌底外侧端的连线上，屈股时，平会阴，居缝匠肌外侧凹陷处。

【快速定穴】仰卧，于髂前上棘至髌骨底外缘连线与臀横纹延伸线之交点处取穴。

【主治】①腰腿膝冷，下肢痿痹；②腹痛。

【针灸】直刺1~2寸。

*伏兔穴　散寒化湿，疏通经络

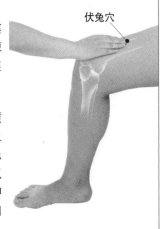

伏兔穴

【位置】在股前区，髌底上6寸，髂前上棘与髌底外侧端的连线上。

【快速定穴】以掌后横纹正中，按在髌骨上缘，手指并拢压在患者大腿上，中指尖点到处取穴；或用力伸腿，大腿前下方肌肉最高处取穴。

【主治】①下肢痿痹，腰腿膝冷；②疝气，脚气。
【针灸】直刺1~1.5寸；可灸。
【按摩】用拇指按揉穴位，此处肌肉较厚，需用力。

【进阶精解】足阳明之脉"下髀关，抵伏兔"，足阳明经筋"其直者，上循伏兔，上结于髀，聚于阴器"，伏兔穴为足阳明胃经之穴，又位于大腿处，因此主治以上疾病。

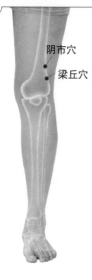

阴市穴

梁丘穴

阴市穴

温经散寒，理气止痛

【位置】在股前区，当髂前上棘与髌底外侧端的连线上，髌底上3寸。

【快速定穴】正坐屈膝，髌骨外上缘直上4横指处。

【主治】①下肢痿痹，膝关节屈伸不利；②疝气；③腹胀，腹痛。

【针灸】直刺1~1.5寸。

*梁丘穴 理气和胃，通经活络

【位置】在股前区，当髂前上棘与髌底外侧端的连线上，髌底上2寸。

【快速定穴】正坐屈膝，髌骨外上缘直上3横指处。

【主治】①膝肿痛，下肢不遂；②急性胃痛，乳痈，乳痛。

【针灸】直刺1~1.5寸；可灸。

【按摩】拇指屈曲，以指间关节按揉穴位30~50下，每天3次。

*足三里穴　调理脾胃，补中益气

【位置】在小腿前外侧，当犊鼻下3寸，距胫骨前缘1横指。

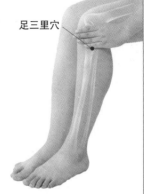

足三里穴

【快速定穴】正坐屈膝，外膝眼（犊鼻，见第44页）直下4横指，胫骨前嵴外1横指处。

【主治】①胃痛、呕吐、噎膈、腹胀、腹泻、便秘、消化不良、疳积、痢疾、便秘等胃肠诸疾；②下肢痹痛；③癫痫，心悸，高血压病，中风；④乳痈；⑤虚劳诸证。

【针灸】直刺1~2寸；可灸。

【按摩】食指、中指并拢，用两指指腹按揉。本穴具强壮作用，为保健要穴。

【进阶精解】足阳明胃经属胃络脾，足三里穴为其合穴，"经脉所过，主治所及"，故足三里穴可用于脾胃病的治疗，有"肚腹三里留"之说。

脾胃为后天之本，后天强健，气血旺盛，阴阳调和，脏气充足，身体才能健康，故按摩足三里穴可强身健体，预防疾病。足三里穴还是治疗下肢痿痹的主穴。

犊鼻穴

通经活络，消肿止痛

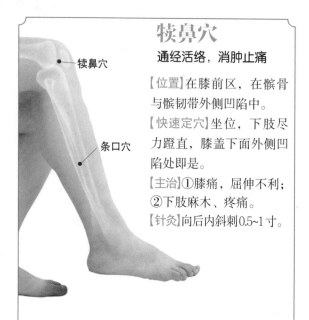

犊鼻穴

条口穴

【位置】在膝前区，在髌骨与髌韧带外侧凹陷中。

【快速定穴】坐位，下肢尽力蹬直，膝盖下面外侧凹陷处即是。

【主治】①膝痛，屈伸不利；②下肢麻木、疼痛。

【针灸】向后内斜刺0.5~1寸。

条口穴　舒筋活络，理气和中

【位置】在小腿前外侧，当犊鼻穴下8寸，距胫骨前缘1横指。

【快速定穴】正坐屈膝或仰卧位，外膝眼（犊鼻穴）与外踝尖连线之中点，胫骨前缘外1横指处取穴。

【主治】①下肢痿痹，肩臂痛不能举；②脘腹疼痛。

【针灸】直刺1~1.5寸。

* 上巨虚穴

调和肠胃，通经活络

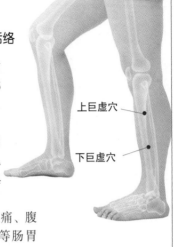

上巨虚穴

下巨虚穴

【位置】在小腿前外侧，犊鼻穴下6寸，距胫骨前缘1横指。

【快速定穴】正坐屈膝，足三里穴（见第43页）直下4横指处。

【主治】①肠鸣、腹痛、腹泻、便秘、肠痈等肠胃疾患；②下肢痿痹。

【针灸】直刺1~2寸。

* 下巨虚穴　**调和肠胃，通经活络**

【位置】在小腿前外侧，犊鼻穴下9寸，距胫骨前缘1横指。

【快速定穴】正坐屈膝或仰卧位，先取条口穴（见第44页），其下1横指处取穴。

【主治】①腹泻，痢疾，小腹痛；②下肢痿痹；③乳痈。

【针灸】直刺1~1.5寸。

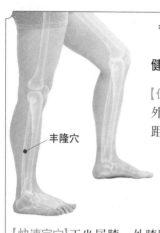

丰隆穴

* 丰隆穴

健脾化痰，散结止痛

【位置】在小腿前外侧，外踝尖上8寸，条口外，距胫骨前缘2横指。

【快速定穴】正坐屈膝，外膝眼（犊鼻穴）与外踝尖连线中点，距离胫骨前缘2横指处。

【主治】①头痛，眩晕，癫狂痫；②咳嗽，痰多，哮喘；③下肢痿痹。

【针灸】直刺1~1.5寸；可灸。

【按摩】两手食指、中指、无名指指腹端揉按3分钟。

【进阶精解】丰隆穴是足阳明胃经络穴，善调脾胃之气，"脾为生痰之源"，所以可用于治疗痰湿内蕴、痰火上扰之证。

足阳明胃经通于下肢，丰隆穴位于小腿外侧正中，因此既可健脾利湿，又可疏通经络，可治疗水肿、下肢痿痹。

*解溪穴

舒筋活络，理气通便

【位置】在足背踝关节横
纹中央凹陷处，当姆
长伸肌腱与趾长伸肌
腱之间。

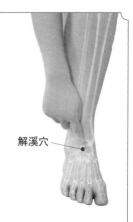

解溪穴

【快速定穴】正坐垂足，
用手触摸踝关节横纹，
两筋之间凹陷处即是。

【主治】①踝关节痛，足背肿痛，下肢痿痹；②头痛，
眩晕，癫狂；③腹胀，便秘。

【针灸】直刺0.3~0.5寸；可灸。穴位深部有足背动脉
通过，针刺时应注意避开，切忌快速捻针或提插。

【按摩】揉按3~5分钟，每天早晚各1次。

【进阶精解】解溪穴为足阳明胃经之"经穴"，乃经
气旺盛之处，配五行属火。泻之，既可清阳明经热，
又可泻阳明胃火。因此解溪穴可用于胃肠积热、腑
气不通所致的腹胀、便秘等症；还可以清肝火、泻
心火，治疗眩晕以及心火炽盛和肝风内动引起的癫
狂等神志病，也可治疗头面、下肢及踝关节周围病变。

冲阳穴 　和胃止痛，通络宁神

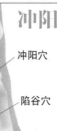

冲阳穴

陷谷穴

厉兑穴

【位置】在足背最高处，当姆长伸肌腱与趾长伸肌腱之间，足背动脉搏动处。

【快速定穴】正坐，足背的最高处，足背动脉搏动处取穴。

【主治】①胃痛；②口眼㖞斜，面肿牙痛；③癫狂病；④足痿无力。

【针灸】避开动脉，直刺0.3~0.5寸。

陷谷穴 　和胃泻热，理气止痛

【位置】在足背，当第2、第3跖骨结合部前方凹陷处。

【主治】①肠鸣腹痛；②面肿，水肿；③足背肿痛；④热病，目赤肿痛。

厉兑穴 　清热和胃，苏厥醒神

【位置】第2趾末节外侧，趾甲角旁约0.1寸。

【主治】①面肿，鼻衄，牙痛，咽喉肿痛；②热病，多梦，癫狂。

【针灸】浅刺0.1寸。

*内庭穴

清胃泻火，理气止痛

【位置】在足背，第2、第3趾间，趾蹼缘后方赤白肉际处。

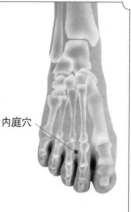

内庭穴

【快速定穴】仰卧或正坐位，第2、第3趾缝间的缝纹端取穴。

【主治】①牙痛，咽喉肿痛，鼻衄；②热病，多梦，癫狂。

【针灸】直刺或斜刺0.3~0.5寸，局部酸胀，针尖向上斜刺，其针感可沿本经上行；可灸。

【按摩】用指甲掐按1分钟，每天2次。

【进阶精解】内庭穴是五输穴中的荥穴，"荥主身热"，故内庭穴的特点是清热。足阳明经脉循鼻外，入上齿中，夹口环唇，属胃络脾，其经筋结于面部，其络脉络于咽喉，因此内庭穴既可清阳明经热，治疗牙痛、鼻衄、咽喉肿痛等经络病，又可泻阳明腑热，治疗胃肠疾病。

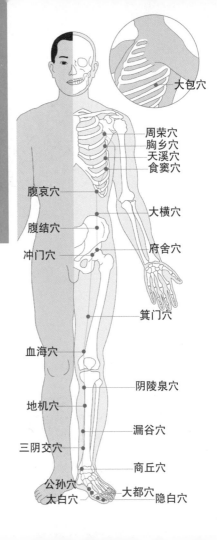

足太阴脾经

大包穴

周荣穴
胸乡穴
天溪穴
食窦穴

腹哀穴

大横穴

腹结穴

府舍穴

冲门穴

箕门穴

血海穴

阴陵泉穴

地机穴

漏谷穴

三阴交穴

商丘穴

公孙穴
太白穴
大都穴　隐白穴

* 隐白穴

调经统血，健脾宁神

【位置】在足趾，大趾末节内侧，距趾甲角约0.1寸。

【主治】①月经过多，崩漏；②便血、尿血等慢性出血；③昏厥，癫狂，多梦。

【针灸】直刺0.1寸，或向上斜刺0.2~0.3寸；可灸。

【按摩】用拇指指甲掐按2分钟左右。

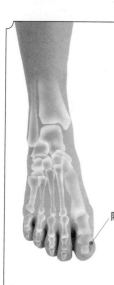

隐白穴

【进阶精解】隐白穴为足太阴脾经经穴，是五输穴中的井穴，配五行属木，有健脾和胃、疏肝理气的作用，可治疗腹胀、暴泄、善呕等症。

脾为生痰之源，隐白穴又为土木之穴，既可疏肝，又可健脾，故可用于癫痫和惊风的治疗，也可治疗月经过多、崩漏等出血。

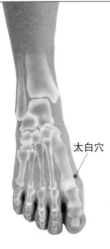

太白穴

*太白穴

理气化湿，健脾和胃

【位置】在足内侧缘，当足大趾本节（第1跖趾关节）后下方赤白肉际凹陷处。

【快速定穴】正坐垂足或仰卧，足内侧赤白肉际，第1跖趾关节后方凹陷处。

【主治】①肠鸣，腹胀，胃痛，呕吐，腹泻，便秘，痢疾；②体重节痛。

【针灸】直刺0.3~0.5寸；可灸。

【按摩】以同侧拇指指端按揉太白穴，以有痛感为止，每天3~5次。

【进阶精解】太白穴是足太阴脾经原穴，又是五输穴中的"输穴"，配五行属土，故本穴具有健脾和胃、理气化湿的作用，主要用于脾胃病的治疗，如胃痛、腹胀、便秘、呕吐等症。

"输主体重节痛"，故太白穴又可用于关节痛、脚气病的治疗。

*公孙穴

调经统血，调脾健胃

【位置】在足内侧缘，第1跖骨底的前下缘赤白肉际处。

【快速定穴】正坐垂足或仰卧，足大趾内侧后方，第1跖骨基底部的前下方。

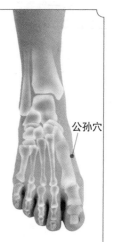

公孙穴

【主治】①胃痛，呕吐，腹胀，腹痛，腹泻，痢疾；②心烦失眠，嗜卧。

【针灸】直刺0.5~1寸；可灸。

【按摩】用手握住足部，弯曲拇指，用指腹端垂直按压3分钟，早晚各1次。

【进阶精解】公孙穴是足太阴脾经络穴，和胃经相联络，所以本穴的主要作用是调理脾胃，为治疗消化系统疾病的主要穴位之一，如胃痛、呕吐、肠鸣、泄泻、痢疾等，脾胃虚弱引起的饮食不化、腹胀、泄泻等均可用公孙穴。

心烦、失眠、痰气都结心窍者均可取公孙穴治疗。

*三阴交穴

健脾益肝，调经止带

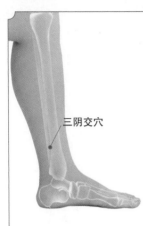

三阴交穴

【位置】在小腿内侧，内踝尖上 3 寸，胫骨内侧缘后方。

【快速定穴】正坐或仰卧，胫骨内侧面后缘，内踝尖直上 4 横指。

【主治】①腹胀，腹泻；②月经不调，崩漏，带下，闭经，痛经，不孕，滞产，遗精，阳痿，遗尿，疝气，小便不利；③心悸，失眠，高血压病；④下肢痿痹；⑤阴虚证；⑥湿疹，荨麻疹，神经性皮炎。

【针灸】直刺 0.8~1.5 寸，可透刺悬钟穴（见第 180 页），亦可向下斜刺；可灸。孕妇禁针。

【按摩】以拇指端用力按揉 30~50 下。

【进阶精解】下肢痿痹、半身不遂多由风寒湿邪痹阻经络，或筋脉失养所致。三阴交穴有健脾利湿、调血养筋的功能，故可用于上述疾病的治疗。

此穴既可调血祛风，又可健脾利湿、清泻血分之热，所以可用于湿疹、荨麻疹等皮肤病的治疗。

*地机穴 健脾渗湿，调经止带

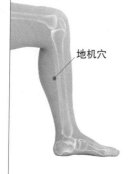

地机穴

【位置】在小腿内侧，阴陵泉穴下3寸，胫骨内侧缘后际。

【快速定穴】正坐，先找到阴陵泉穴（见第56页），再直下4横指即是。

【主治】①腹胀，腹鸣；②遗精，小便不利；③下肢痿痹；④月经不调，痛经。

【针灸】直刺1~1.5寸；可灸。

【按摩】食指、中指配合拇指用力按压，适当配合按揉动作。

【进阶精解】地机穴属脾经郄穴，气血充盛，如大地的正气化生万物，生机兴旺。所以本穴可治脾失健运所引起的腹胀、腹痛、泄泻、痢疾、水肿等症。

脾统血，为气血生化之源，地机穴为脾经郄穴，功善调血，因此可用于月经不调、痛经等妇科病的治疗。

足太阴经筋聚于阴器，循腹里，着于脊，因此又可用于阳痿、遗精的治疗。

*阴陵泉穴 清利湿热，健脾理气

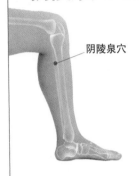

阴陵泉穴

【位置】在小腿内侧，胫骨内侧髁后下方的凹陷中。

【快速定穴】顺着胫骨一直往上，捋到膝窝下卡住了，那个地方即为阴陵泉穴。

【主治】①腹胀，腹泻，黄疸，水肿，小便不利；②膝痛。

【针灸】直刺1~1.5寸；可灸。

【按摩】以指端或掌根在穴上揉2~5分钟，每天3次。

【进阶精解】阴陵泉穴为脾经之合穴，配五行属水，应于肾，所以本穴有健脾益气、利湿消肿的作用。遗精和小便失禁，或由于肾虚精关不固，膀胱失于约束，或由于气虚下陷、气不摄精而致，取本穴健脾益气、补肾束关而治之。也可用于膝痛、阴茎痛、妇人阴痛等症的治疗。

*血海穴 调经统血，健脾化湿

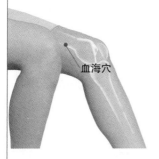

血海穴

【位置】屈膝，在大腿内侧，髌底内侧端上2寸，股四头肌的内侧头隆起处。

【快速定穴】屈膝90°，手掌伏于膝盖上，拇指与其他四指呈45°，拇指尖处即是。

【主治】①月经不调，痛经，崩漏，闭经；②荨麻疹，湿疹，丹毒；③膝、股内侧痛。

【针灸】直刺1~1.5寸；可灸。

【按摩】用指端或掌根在穴上揉2~5分钟。

【进阶精解】"血海"意即血之归聚处，也就是说，本穴具有调血的作用。妇女以血为本，所以临床上多用于月经病的治疗，如月经不调、痛经、经闭、崩漏等。血海穴属足太阴脾经经穴，可以健脾利湿、清泻血热，也可用于湿热郁于肌肤的皮肤病的治疗。

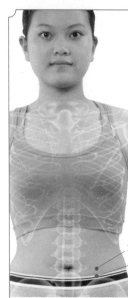

腹结穴

健脾化湿，理气宣通

【位置】在下腹部，脐中下1.3寸，前正中线旁开4寸。

【快速定穴】仰卧位，脐下1.5寸（气海穴，见第215页）旁开中线4寸，再稍向上（0.2寸）处取穴。

【主治】①腹痛，腹泻，便秘；②疝气。

【针灸】直刺1~2寸。

大横穴
腹结穴

* 大横穴　温中散寒，调理肠胃

【位置】在腹中部，脐中旁开4寸（锁骨中线上）。

【主治】①腹痛，腹泻，便秘；②蛔虫症。

【针灸】直刺1~2寸；可灸。

【按摩】手指并拢按揉30~50下，每天3次。

【进阶精解】大横穴位于大肠部位，主要用于大肠传导功能失调引起的腹痛、泄泻、便秘等症。

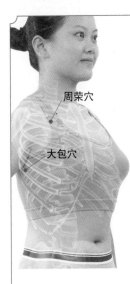

周荣穴

大包穴

周荣穴

宣肺平喘，理气化痰

【位置】在胸外侧部，第2肋间隙，前正中线旁开6寸。

【快速定穴】仰卧位，乳中旁开3横指，向上2肋，当第2肋间隙处取穴。

【主治】①咳嗽，气喘；②胸胁胀满。

【针灸】斜刺或向外平刺0.5~0.8寸。

大包穴 宣肺理气，宽胸利胁

【位置】在胸外侧区，第6肋间隙，在腋中线上。

【快速定穴】仰卧位，腋窝直下6寸（乳头平行处）的肋间隙，腋中线上。

【主治】①咳嗽，气喘；②胸胁痛；③全身疼痛，四肢无力。

【针灸】斜刺或向后平刺0.5~0.8寸。

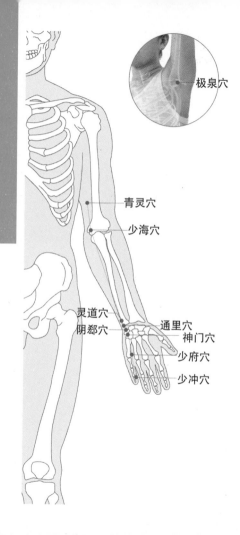

手少阴心经

极泉穴

青灵穴

少海穴

灵道穴
阴郄穴

通里穴
神门穴

少府穴

少冲穴

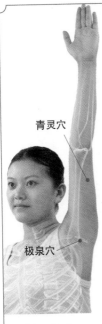

青灵穴

极泉穴

*极泉穴

理气止痛，宽胸宁心

【位置】在腋窝顶点，腋动脉搏动处。

【主治】①心悸，心痛；②胸闷气短，胸胁疼痛；③肩臂疼痛，上肢不遂，瘰疬。

【针灸】上臂外展，直刺 0.8~1.5 寸；可灸，但不宜直接灸。穴位深层有腋动脉，针刺时注意避开。

【按摩】以对侧中指指端按揉，每天 2 次，每次 1~3 分钟。

青灵穴 宽胸宁心，通经活络

【位置】在上臂内侧，肘横纹上 3 寸，肱二头肌的内侧沟中。

【快速定穴】当极泉穴（见本页）与少海穴（见第 62 页）的连线上，肘横纹上 4 横指。

【主治】①肩臂疼痛，头痛，胁痛；②目视不清。

【针灸】直刺 0.5~1 寸。

*少海穴

理气通络，宁心安神

少海穴

【位置】屈肘，在肘横纹内侧端与肱骨内上髁连线的中点处。

【快速定穴】屈肘90°，手心向面部，肘横纹内侧端凹陷处即是。

【主治】①心痛，癫狂痫；②腋胁痛，肘臂挛痛麻木，手颤；③瘰疬。

【针灸】直刺0.5~1寸；可灸。

【按摩】以拇指指端轻轻按揉3分钟。

【进阶精解】少海穴是心经的"合穴"，心主血脉，主神志，故可调血止痛、养心安神，治疗心神病；手少阴心经经脉出腋下，行于肘臂，经筋结于胸胁，故此穴又可通经活络，治疗心经经脉循行部位疾病。

* 通里穴 宁心安神，通经活络

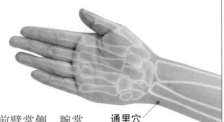

通里穴

【位置】在前臂掌侧，腕掌
侧横纹上1寸，尺侧腕
屈肌腱的桡侧缘。

【快速定穴】仰掌，尺侧腕屈肌腱桡侧缘，腕横纹上
1横指。

【主治】①暴喑，舌强不语；②心悸，怔忡；③腕臂痛。

【针灸】直刺0.5~0.8寸；可灸。穴位深层有尺动脉、
尺静脉，故针刺时应注意避开。

【按摩】用拇指指尖掐按，连做14下。

【进阶精解】手少阴心经"从心系却上肺""上夹咽"，
手少阴经别"上走喉咙"，故通里可宣肺通闭，治
疗暴喑；心开窍于舌，手少阴络脉"系舌本"，通
里穴正是心经络穴，因此为治疗舌强不语的要穴；
通里穴近于腕部，所以也可通调经气，治疗腕臂痛。

*阴郄穴 　宁心安神，清心除烦

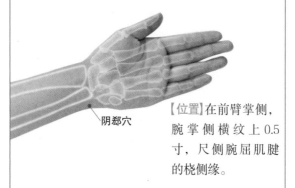

阴郄穴

【位置】在前臂掌侧，腕掌侧横纹上0.5寸，尺侧腕屈肌腱的桡侧缘。

【主治】①心痛，心悸；②吐血，衄血，骨蒸盗汗；③暴喑。

【针灸】直刺0.3~0.5寸；可灸。因穴位深层有尺动脉、尺静脉，故针刺时应注意避开。

【按摩】以拇指指端轻柔按摩3分钟。

【进阶精解】心主血脉，主神明，郄穴又善止血、止痛，故阴郄穴可治疗心病、神志病、血证；汗为心之液，阴虚热扰，心液不能敛藏而骨蒸盗汗，取阴郄穴养阴清热以治之。

*神门穴 益心安神，通经活络

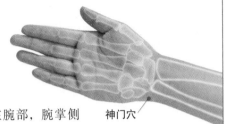

神门穴

【位置】在腕部，腕掌侧横纹尺侧端，尺侧腕屈肌腱的桡侧凹陷处。

【主治】①失眠，健忘，痴呆，癫狂痫；②心痛，心悸，心烦；③腕臂痛，胸胁痛。

【针灸】直刺或斜刺 0.3~0.5 寸；可灸。因穴位深层有尺动脉、尺静脉，故针刺时应注意避开。

【按摩】以拇指指端按压 50 下左右，每天 5 次。

【进阶精解】神门穴是心经的原穴，《黄帝内经》说："五脏有疾，当取之十二原。"又心主血脉，心主神明，所以神门穴可主治心、神疾患等；手少阴之脉夹咽，抵掌后，到小指，因此，此穴也可治疗咽干、腕痛、指麻。

65

少府穴　清心泻热，理气活络

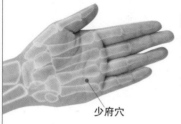

【位置】在手掌面，横平第 5 掌指关节近端，第 4、第 5 掌骨之间。

少府穴

【快速定穴】握拳，小指尖所指骨缝中即是。
【针灸】直刺 0.3~0.5 寸。

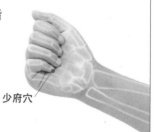

少府穴

【主治】①心悸，胸痛；②小便不利，遗尿，阴痒痛；③小指挛痛，掌中热。
【针灸】直刺 0.3~0.5 寸。

*少冲穴 清热息风，醒神开窍

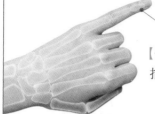

少冲穴

【位置】在小指末节桡侧，指甲角旁约 0.1 寸。

【主治】①癫狂，昏迷，热病；②心悸，心痛；③胸胁痛。

【针灸】浅刺 0.1 寸，或点刺出血。

【按摩】一手拇指和食指轻轻夹住另一手小指指甲两侧的凹陷处，以垂直方式轻轻揉捏此穴位。此穴位是脑部的反射区，要慢慢揉捏，左右手可以互相按。

【进阶精解】心经穴主治心及神志病，且少冲穴为心经"井穴"，配五行属木，故本穴具有泻心火、息肝风的作用，主治热病以及神志病属肝风或肝阳扰心者。

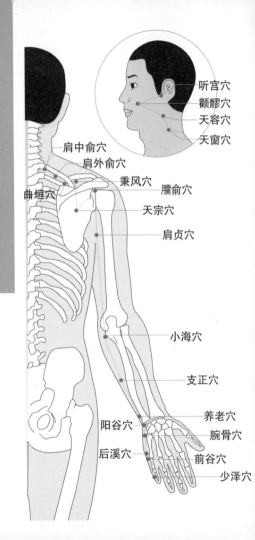

手太阳小肠经

听宫穴
颧髎穴
天容穴
天窗穴

肩中俞穴
肩外俞穴
秉风穴
臑俞穴
曲垣穴
天宗穴
肩贞穴

小海穴

支正穴

养老穴
阳谷穴
腕骨穴
后溪穴
前谷穴
少泽穴

*少泽穴 清热利咽，通乳开窍

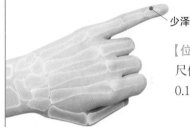

少泽穴

【位置】在小指末节尺侧，指甲角旁约0.1寸。

【主治】①头痛，目翳，咽喉肿痛，耳鸣，耳聋；②乳痈，乳汁不足；③昏迷，热病。

【针灸】浅刺0.1寸，或点刺出血；可灸。

【按摩】用食指指端掐按之。

【进阶精解】手太阳小肠经循行出肩关节，交肩上，行于上肢后侧到小指，循颈项，入耳中，到目下及头面部，故本穴是治疗头面五官病、肩臂疾患的常用穴。

本穴有通乳散结之功效，可用来治疗产后缺乳等，还具有开窍、泻热的作用。

前谷穴　　清利头目，泻热产乳

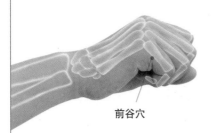

前谷穴

【位置】在手尺侧，微握拳，第5掌指关节前的掌指横纹头赤白肉际处。

【快速定穴】握拳，第5掌指关节前缘，掌指横纹尺侧端赤白肉际处。

【主治】①头痛，目痛，耳鸣，热病，咽喉肿痛；②乳汁不足；③热病。

【针灸】直刺0.3~0.5寸。

【按摩】以一手中指指腹端按揉3分钟。

*后溪穴 清热利咽，解痉止痛

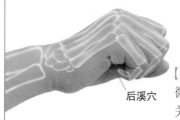

后溪穴

【位置】在手掌尺侧，微握拳，第5掌指关节后的远侧掌横纹头赤白肉际处。

【快速定穴】握拳，第5掌指关节后缘，掌指横纹尺侧端赤白肉际处。

【主治】①头项强痛，落枕，腰背痛；②目赤肿痛，耳聋，咽喉肿痛；③盗汗，疟疾，眼痛，癫狂痫；④手指及肘臂挛急。

【针灸】微握拳，由尺侧沿掌骨前向掌心直刺0.5~1寸；可灸。

【按摩】握拳，用拇指指尖掐按10下。

【进阶精解】后溪穴为八脉交会穴之一，通过手太阳小肠经交会于大椎穴，与督脉相通，具有解除痉挛、利气止痛之功。

《灵枢·杂病篇》说：项痛不可俯仰，刺足太阳，不可以顾，刺手太阳也。杨继洲在《针灸大成》中明确指出后溪穴主治颈项强。

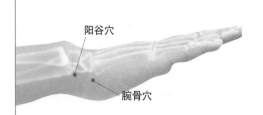

阳谷穴

腕骨穴

*腕骨穴　　祛湿退黄，增液止渴

【位置】在手掌尺侧，第5掌骨底与钩骨之间的凹陷中。

【快速定穴】侧掌，沿赤白肉际，自后溪穴向腕部推，推至两骨结合部凹陷中即是。

【主治】①头项强痛，目翳，耳鸣；②黄疸，消渴，疟疾，热病；③指挛，腕痛。

【针灸】直刺0.3~0.5寸；可灸。

【按摩】向上屈肘，用拇指指腹端按压3分钟。

阳谷穴　　通窍泻热，通经活络

【位置】在手腕尺侧，尺骨茎突与三角骨之间的凹陷中。

【快速定穴】俯掌，由腕骨穴向腕部推，相隔一骨（三角骨）的凹陷处取穴。

【主治】①头痛，目眩，耳鸣，耳聋；②热病，癫狂痫；③腕臂痛。

【针灸】直刺0.3~0.5寸。

*养老穴 清头明目，舒筋活络

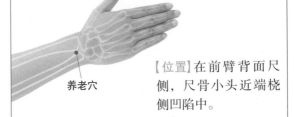

养老穴

【位置】在前臂背面尺侧，尺骨小头近端桡侧凹陷中。

【快速定穴】屈肘，掌心向下，用另一手的手指按在尺骨小头的最高点上，然后掌心转向胸部，手指滑入的凹陷中即是。

【主治】①目视不清，面痛；②头痛项强，落枕，肩、背、肘、臂酸痛，急性腰痛。

【针灸】直刺或斜刺 0.5~0.8 寸；可灸。

【按摩】用食指指端按揉 3 分钟。

【进阶精解】本穴的气血运行通道狭窄，如孔隙一般，故为手太阳经郄穴。郄穴为经气深聚之处，此穴所在为阳经，阳经郄穴多治急性疼痛，故可治疗上述疼痛类疾病。

73

*支正穴 安神定志，清热解表

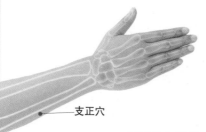

支正穴

【位置】在前臂背面尺侧，
腕背横纹上 5 寸，当阳谷
穴（见第 72 页）与小海
穴（见第 75 页）的连线上。

【快速定穴】屈肘，阳谷穴与小海穴的连线中点向
远端 1 横指，尺骨的尺侧缘取穴。

【主治】①头痛项强，目眩；②热病，癫狂；③肘
臂酸痛。

【针灸】直刺 0.5~0.8 寸，局部重胀，可扩散至手；
可灸。

【按摩】屈肘，用食指指端点揉 1 分钟，每天 3 次。

【进阶精解】本穴为小肠经络穴，通手少阴心经，故
本穴可治疗神志病。配合谷穴，治疗头痛效果较好。

小海穴　安神定志，清热通络

【位置】在肘内侧，尺骨鹰嘴与肱骨内上髁之间凹陷中。

【快速定穴】微屈肘，肘尖最高点与肘部内侧高骨最高点之间的凹陷中。

【主治】①肘臂疼痛；②癫痫。
【针灸】直刺0.3~0.5寸。

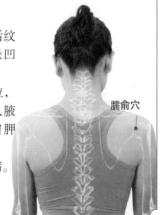

小海穴

臑俞穴

舒筋活络，化痰消肿

【位置】在肩胛区，腋后纹头直上，肩胛冈下缘凹陷中。
【快速定穴】正坐垂肩位，上臂内收，用手指从腋后纹头向上直推，肩胛冈下缘处取穴。
【主治】肩臂疼痛，瘰疬。

臑俞穴

*肩贞穴

清头聪耳，通经活络

【位置】在肩胛区，肩
关节后下方，臂内
收时，腋后纹头直
上1寸。

【快速定穴】正坐垂肩
位，上臂内收，当
腋后纹头直上1横
指处取穴。

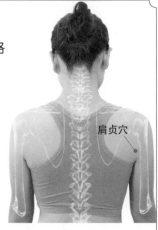

肩贞穴

【主治】①耳鸣；②肩背疼痛，手臂痛麻不举。

【针灸】向外斜刺1~1.5寸，或向前腋缝方向透刺，肩
胛部酸胀，可有触电感向肩及手部传导；可灸。

【按摩】用拇指指端顺时针方向按揉约2分钟，逆时
针方向按揉约2分钟，以酸痛可耐受为度。

【进阶精解】肩贞穴可疏通经络，改善肩颈部血液循
环，从而达到美容养颜、行气活血、淡化色斑、通
络止痛、延缓衰老的功效。

　　肩贞穴有行气活血、通络止痛的功效，因此也
可减轻肩颈疲劳、僵硬，缓解肌肉紧张等症状。

*天宗穴　舒筋活络，理气消肿

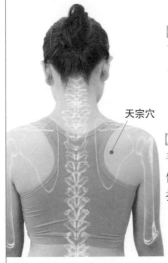

天宗穴

【位置】在肩胛区，冈下窝中央凹陷处，与第4胸椎相平。

【快速定穴】以对侧手，由颈过肩，手伸向肩胛骨处，中指指腹所在处即是。

【主治】①肩胛疼痛，肩臂痛；②乳癖，乳痈；③咳嗽，气喘。

【按摩】以拇指指端指压，左右两边各指压5~8下，然后施以揉法。

【进阶精解】手太阳小肠经经脉循颈，绕肩胛，又"经脉所过，主治所及"，故本穴主要治疗颈肩及肩胛部病证。腧穴有对应治疗作用，天宗穴位于肩胛部，前与肺和乳房相对，故有治疗乳痈、气喘的作用。

77

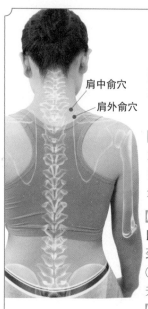

肩中俞穴

肩外俞穴

肩外俞穴

舒筋活络，祛风止痛

【位置】在背部，第1胸椎棘突下，后正中线旁开3寸。

【快速定穴】正坐俯伏位或俯卧位，第1胸椎棘突下向外至肩胛骨脊柱缘的垂线处取穴。

【主治】①颈椎病，肩胛区神经痛，痉挛，麻痹，颈项强急，肩背酸痛；②肺炎，胸膜炎，神经衰弱，低血压。

【针灸】斜刺0.5~0.8寸。

肩中俞穴　解表宣肺，祛风明目

【位置】在背部，第7颈椎棘突下，后正中线旁开2寸。

【快速定穴】低头，第7颈椎（后颈部最突处）棘突下旁开3横指。

【主治】①目视不清；②咳嗽，气喘，寒热；③肩背疼痛。

【针灸】斜刺0.5~0.8寸。

*颧髎穴 祛风镇痉，清热消肿

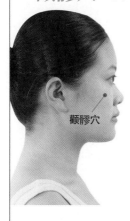

颧髎穴

【位置】在面部，颧骨下缘，目外眦直下凹陷中。

【快速定穴】目外眦直下，颧骨下缘的凹陷中。

【主治】口眼㖞斜，眼睑瞤动，面痛，牙痛，颊肿。

【针灸】直刺0.3~0.5寸，斜刺或平刺0.5~0.8寸；禁灸。

【按摩】以食指或中指指端按揉30~50下，每天3次。可两侧同时操作。

【进阶精解】此穴位于面部，"经脉所过，主治所及"，故此穴可治疗面部疾病。治口歪可配地仓穴、颊车穴，治牙痛、唇肿可配合谷穴。

*听宫穴 清头明目，聪耳开窍

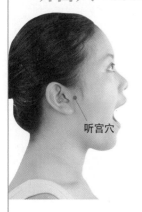

听宫穴

【位置】在面部，耳屏前，下颌骨髁状突的后方，张口时呈现凹陷处。

【快速定穴】耳屏与下颌关节之间，张口时有凹陷处。

【主治】①耳聋，耳鸣，聤耳，牙痛，面痛；②癫狂痫。

【针灸】张口，直刺 0.5~1 寸。

【按摩】以食指或中指指端按揉 3~5 下，每天 3 次。可配合张口、闭口动作。

【进阶精解】本穴为手少阳经、足少阳经、手太阳经之会。三经均入于耳中，本穴被认为是听觉之宫城而得名，故为治疗耳疾的主穴之一。手太阳小肠经与手少阴心经相表里，心主神明，所以听宫穴又可作为治疗神志病的配穴。

足太阳膀胱经

络却穴
玉枕穴
天柱穴

大杼穴
风门穴　　　　　　　　附分穴
肺俞穴　　　　　　魄户穴
厥阴俞穴　　膏肓俞穴　神堂穴
心俞穴
督俞穴　　　谚谑穴　　膈关穴
膈俞穴
肝俞穴　　　　魂门穴　阳纲穴
胆俞穴
脾俞穴　　　意舍穴　胃仓穴
胃俞穴
三焦俞穴　　肓门穴　志室穴
肾俞穴
气海俞穴　　大肠俞穴
关元穴
上髎穴　　　小肠俞穴
次髎穴　　　　　　膀胱俞穴
中髎穴　　胞肓穴　中膂俞穴
下髎穴
会阳穴　　秩边穴
白环俞穴
承扶穴

殷门穴

眉冲穴
攒竹穴
睛明穴

浮郄穴
委中穴　　　委阳穴
合阳穴

承筋穴

承山穴
飞扬穴
跗阳穴　　　京骨穴
昆仑穴　　　束骨穴
金门穴　申脉穴　足通谷穴
仆参穴　　　　　至阴穴

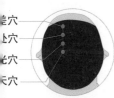

…穴
…穴
…穴
…穴

*睛明穴　泻热明目，祛风通络

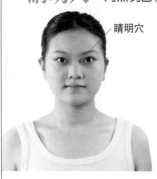

睛明穴

【位置】在面部，目内眦角稍上方凹陷处。

【主治】①近视，目视不清，目赤肿痛，迎风流泪，夜盲，目翳；②急性腰痛。

【针灸】嘱患者闭目，医者以左手食指将眼球推向外侧方固定，针沿眶内侧壁边缘直刺0.3~0.5寸，有经验的医家需要时刺入0.5~1寸，针刺不可过深，不捻转，不提插。在出针时要按压针孔1~2分钟，以免出血。禁灸。

【按摩】以中指指端按揉20~50下。

【进阶精解】眼与脏腑、经络关系密切，凡外感诸邪、内伤诸疾所导致的眼病，睛明穴皆能治疗。

　　足太阳膀胱经循行于腰部，属经脉所过之处，所以取睛明穴可疏利腰脊，治疗腰病。

82

* 攒竹穴　清热明目，祛风通络

【位置】在面部，眉头凹陷中，眶上切迹处。

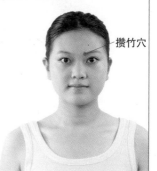

攒竹穴

【快速定穴】眉内侧端，入眉毛约 0.1 寸。

【主治】①头痛，眉棱骨痛；②目视不清，目赤肿痛，眼睑瞤动，眼睑下垂，迎风流泪；③面瘫，面痛；④腰痛。

【针灸】斜刺或平刺 0.3~0.5 寸；禁灸。

【按摩】以拇指或食指轻轻按揉 3~5 下。

【进阶精解】攒竹穴位于眶上眉头处，近于眼部，因此除治疗眼病外，还常用于治疗眶上、前额及眉棱骨部位的疾病。

足太阳膀胱经又循行于腰部，"经脉所过，主治所及"，因此攒竹穴可通调经脉，治疗腰痛。

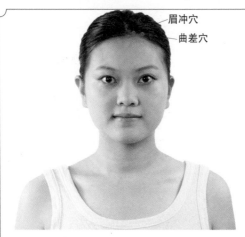

眉冲穴
曲差穴

眉冲穴　　散风清热，镇痉宁神

【位置】在头部，攒竹穴（见第83页）直上入发际0.5寸。

【快速定穴】头部，额切际直上入发际0.5寸。

【主治】①目赤肿痛，目视不清，鼻塞，头痛，眩晕；②癫痫。

【针灸】平刺0.3~0.5寸。

曲差穴　　清热明目，安神利窍

【位置】在头部，前发际正中直上0.5寸，再旁开1.5寸。

【主治】①头痛；②目视不清，鼻塞，鼻衄。

【针灸】平刺0.5~0.8寸。

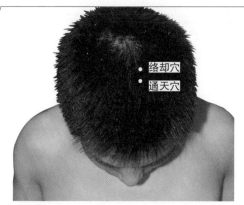

络却穴

通天穴

通天穴　　清热祛风，通利鼻窍

【位置】在头部，前发际正中直上 4 寸，旁开 1.5 寸（2 横指）。

【主治】①头晕，鼻塞，鼻衄，鼻渊；②头痛，眩晕。

【针灸】平刺 0.3~0.5 寸。

络却穴　　清热安神，平肝息风

【位置】在头部，前发际正中直上 5.5 寸，旁开 1.5 寸（2 横指）。

【主治】①头晕，癫狂痫；②耳鸣，鼻塞，目视不清。

【针灸】平刺 0.3~0.5 寸。

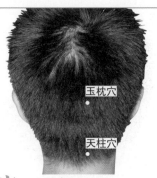

玉枕穴

天柱穴

玉枕穴　　清热明目，通经活络

【位置】在后头部，后发际正中直上2.5寸，旁开1.3寸，横平枕外隆凸上缘的凹陷处。

【主治】①头项痛；②目视不清，目痛，鼻塞。

【针灸】平刺0.3~0.5寸。

＊天柱穴　　清头明目，强筋健骨

【位置】在项部，大筋（斜方肌）外缘之后发际凹陷中，约当后发际正中旁开1.3寸。

【快速定穴】后发际正中旁开约2横指处。

【主治】①头痛，眩晕；②项强，肩背痛；③目赤肿痛，鼻塞，目视不清。

【针灸】直刺或斜刺0.5~0.8寸，不可向内上方深刺，以免伤及延髓。

【按摩】以食指、中指指尖并拢按揉20下。

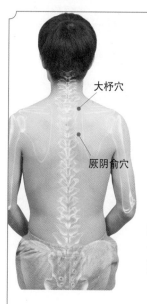

大杼穴

厥阴俞穴

大杼穴

强筋健骨，清热止痛

【位置】在背部，第1胸椎棘突下，后正中线旁开1.5寸。

【快速定穴】低头屈颈，项背交界最高处（第7颈椎）向下推一个椎体，其下缘旁开2横指处即是。

【主治】①咳嗽，发热；②头痛，项强，肩背痛。

【针灸】斜刺0.5~0.8寸。

厥阴俞穴　宽胸理气，活血止痛

【位置】在背部，第4胸椎棘突下，后正中线旁开1.5寸。

【快速定穴】低头屈颈，项背交界最高处（第7颈椎）向下推4个椎体，其下缘旁开2横指处即是。

【主治】①心痛，心悸；②胸闷，咳嗽；③呕吐。

【针灸】斜刺0.5~0.8寸。

* 风门穴

宣肺解表，益气固表

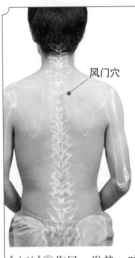

风门穴

【位置】在背部，第2胸椎棘突下，后正中线旁开1.5寸。

【快速定穴】低头屈颈，项背交界最高处（第7颈椎）向下推2个椎体，其下缘旁开2横指处即是。

【主治】①伤风，发热，咳嗽；②头痛，项强，肩背疼痛。

【针灸】斜刺0.5~0.8寸；可灸。因穴位内对应于肺，故针刺时不能向前或向内直刺或深刺，以免刺伤肺脏，引起气胸。

【按摩】俯卧，用拇指点揉2分钟左右。可双手拇指同时操作。

【进阶精解】风门穴属足太阳经，在项背之上，居于阳位，太阳又主一身之表，因此可疏风清热固表，治疗外感病；其经脉又循行项部及肩背部，故又可通经活络、止痛，治疗经脉病。

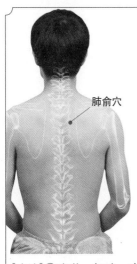

肺俞穴

*肺俞穴

解表宣肺，清热理气

【位置】在背部，第3胸椎棘突下，后正中线旁开1.5寸。

【快速定穴】低头屈颈，项背交界最高处（第7颈椎）向下推3个椎体，其下缘旁开2横指处即是。

【主治】①咳嗽，气喘，咯血，痰多，鼻塞；②骨蒸潮热，盗汗；③皮肤瘙痒，荨麻疹。

【针灸】斜刺0.5~0.8寸；可灸。因穴位内对应肺脏，故不可深刺，以防伤及肺脏引起气胸。

【按摩】俯卧，点揉2分钟左右，或以掌在穴位上施以擦法。

【进阶精解】肺俞穴是肺脏之气输注的部位，内应于肺脏，故能治疗肺病。肺主表，外合于皮毛，鼻为肺之窍，因此肺俞穴可调补肺气，治疗皮肤病、鼻病等。

*心俞穴

宽胸理气，通络安神

【位置】在背部，第5胸椎棘突下，后正中线旁开1.5寸。

【快速定穴】低头屈颈，项背交界最高处（第7颈椎）向下推5个椎体，其下缘旁开2横指处即是。

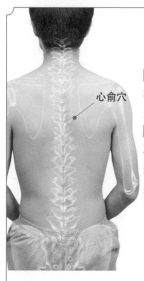

心俞穴

【主治】①心痛，心悸，心烦，失眠，健忘，梦遗，癫狂痫；②咳嗽，气喘，吐血，潮热，盗汗。

【针灸】斜刺0.5~0.8寸；可灸。因穴位内对应肺脏，因此不能深刺，以免伤及肺脏。

【按摩】俯卧，用拇指点揉或指拨2分钟左右。

【进阶精解】心俞穴是心气输注的部位，内应于心，故能治疗心脏病。心藏神，所以心俞穴可调节气血、养心安神，治疗神志病；心、肺同居上焦，此穴又可调理肺病。

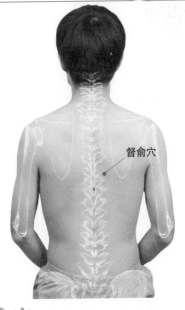

督俞穴

督俞穴 宽胸理气，通络安神

【位置】在背部，第6胸椎棘突下，后正中线旁开1.5寸。

【快速定穴】肩胛骨下角水平连线与脊柱相交椎体处（第7胸椎），往上推1个椎体，其下缘旁开2横指处即是。

【主治】①心痛，心悸，胸闷，气喘；②呃逆，胃痛，腹痛。

【针灸】斜刺0.5~0.8寸。

*膈俞穴

解表宣肺，清热理气

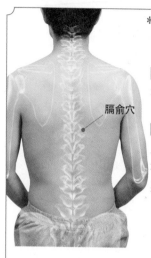

膈俞穴

【位置】在背部，第7胸椎棘突下，后正中线旁开1.5寸。

【快速定穴】肩胛骨下角水平连线与脊柱相交椎体处（第7胸椎），其下缘旁开2横指处即是。

【主治】①吐血，呕吐，呃逆，胃脘痛，饮食不下，便血；②咳嗽，气喘，贫血，哮喘，潮热，盗汗；③荨麻疹，瘙痒。

【针灸】斜刺0.5~1寸；可灸。不可深刺，以防导致气胸。

【按摩】俯卧，以拇指指端点拨或点揉2分钟左右。

【进阶精解】此穴为八会穴之血会，诸经之血皆从膈膜而上下，又心主血，肝藏血，心位膈上，肝位膈下，交通于膈膜，因此血会于膈俞。故此穴可调理血分，治疗血证；"治风先治血，血行风自灭"，因此，膈俞穴又是治疗皮肤病的常用穴。

*肝俞穴　解表宣肺，清热理气

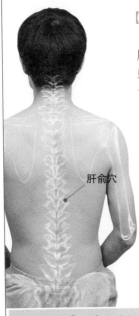

肝俞穴

【位置】在背部，第9胸椎（可参考膈俞穴找到第7胸椎，向下推2个椎体）棘突下，后正中线旁开1.5寸（2横指）。

【主治】①黄疸，胁痛，脊背痛；②目赤，目视不清，夜盲；③吐血，衄血；④眩晕，癫狂痫。

【针灸】斜刺0.5~1寸；可灸。右侧穴下深部为肝脏，故不可深刺，以防刺伤肝脏。

【按摩】以食指、中指并拢按揉30下左右。

【进阶精解】肝俞穴是肝脏之气输注的部位，内应于肝脏，故能治疗肝病。肝主疏泄，喜条达而恶抑郁，主风，主动，故此穴可疏肝理气、息风定志，治疗神志病；肝开窍于目，肝主筋，主藏血，故此穴可调肝柔肝、养血明目，治疗眼病、血证等与肝相关的疾病。

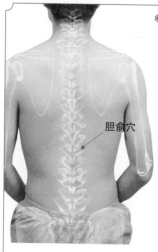

胆俞穴

*胆俞穴

止痛散热，宽胸理气

【位置】在背部，第10胸椎（肩胛骨下角水平连线与脊柱相交椎体处，再向下推3个椎体）棘突下，后正中线旁开1.5寸（2横指）。

【主治】①黄疸，口苦，呕吐，食不化，胁痛；②肺痨，潮热。

【针灸】斜刺0.5~0.8寸；可灸。不可深刺。

【按摩】俯卧，用拇指点揉或拨动2分钟左右。

【进阶精解】胆俞穴是胆腑之气输注的部位，内应于胆腑，胆与肝相表里，所以可清利肝胆，治疗肝胆疾病。

　　胆配五行属木，木火刑金，肺金阴液耗伤则发肺痨，故胆俞穴可清肝胆、滋肺阴。

*脾俞穴 健脾和胃，利湿升清

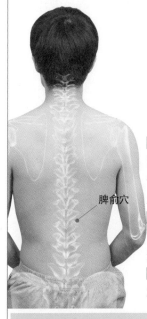

脾俞穴

【位置】在背部，第11胸椎棘突下，后正中线旁开1.5寸。

【快速定穴】肚脐水平线与脊柱相交椎体处（第2腰椎），往上推3个椎体，其上缘旁开2横指。

【主治】①腹胀，呕吐，泄泻，痢疾，便血，纳呆，饮食不良，嗜睡；②黄疸，水肿；③咳嗽痰多，背痛。

【针灸】斜刺0.5~0.8寸；可灸。不可深刺，以防造成气胸。

【按摩】俯卧，用拇指点揉2分钟左右。

【进阶精解】脾俞穴是脾之背俞穴，为脾气输注的部位，内应于脾脏，脾与胃相表里，故可健脾和胃，治疗脾胃病；脾主运化水湿，脾失健运则发水肿、黄疸，脾俞穴可健脾利湿以治之。

脾俞穴所在经脉循行于背部，此穴又位于背部，所以可通经活络、调理气血，治疗背痛。

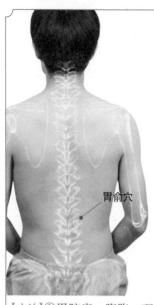

胃俞穴

* 胃俞穴

和胃健脾，理中降逆

【位置】在背部，第12胸椎（肚脐水平线与脊柱相交椎体处，往上推2个椎体）棘突下，后正中线旁开1.5寸（2横指）。

【主治】①胃脘痛，腹胀，呕吐，肠鸣；②胸胁痛。

【针灸】斜刺0.5~0.8寸；可灸。针刺时注意方向、角度和深度，以免造成气胸或损伤肾脏。

【按摩】以拇指指端按揉30下左右。

【进阶精解】胃俞穴是足阳明胃经之气输注之所，内应于胃，胃与脾相表里，所以可健脾和胃，治疗脾胃病。

胃俞穴所在经脉循行于背部，此穴又位于背部，因此可通经活络、调理气血，治疗背痛。

三焦俞穴 通理三焦，利水强腰

【位置】在腰部，第1腰椎棘突下，后正中线旁开1.5寸。
【快速定穴】肚脐水平线与脊柱相交椎体处（第2腰椎），往上推1个椎体，其下缘旁开2横指处。
【主治】①水肿，小便不利；②腹胀，肠鸣，泄泻，痢疾；③腰背强痛。
【针灸】直刺0.5~1寸。

气海俞穴

益肾壮阳，调经止痛

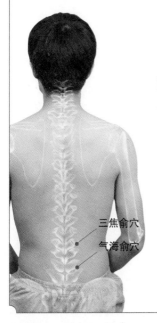

三焦俞穴
气海俞穴

【位置】在腰部，第3腰椎棘突下，后正中线旁开1.5寸。

【快速定穴】肚脐水平线与脊柱相交椎体处（第2腰椎），往下推1个椎体，其下缘旁开2横指处。

【主治】①腰痛，痛经；②腹胀，肠鸣，痔。
【针灸】直刺0.5~1寸。

*肾俞穴

益肾助阳，强腰利水

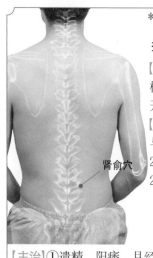

【位置】在腰部，第2腰椎棘突下，后正中线旁开1.5寸。

【快速定穴】肚脐水平线与脊柱相交椎体处（第2腰椎），其下缘旁开2横指处即是。

肾俞穴

【主治】①遗精，阳痿，月经不调，带下，尿闭，小便不利，水肿；②耳鸣，耳聋；③气喘少气，五劳七伤，消渴，五更泄泻；④腰膝酸痛。

【针灸】直刺0.5~1寸；可灸。肾俞穴深部为肾脏，故不能深刺，以防刺伤肾脏。

【按摩】以拇指指腹按揉30下，每天3次。

【进阶精解】肾俞穴是肾脏之气输注部位，内应于肾，故能治疗肾脏疾病；肾为先天之本，又为生殖发育之源，所以此穴可温补肾气、滋养肾阴，治疗妇科病及男性病。

　　肾俞穴也可调摄小便、消水肿、补肾气、滋肾阴，治疗耳病、水肿等。

*大肠俞穴 疏利腰背，调和肠胃

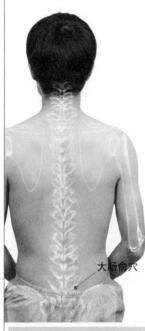

大肠俞穴

【位置】在腰部，第4腰椎棘突下，后正中线旁开1.5寸。

【快速定穴】两侧髂前上棘连线与脊柱交点，其旁开2横指处即是。

【主治】①腰痛；②腹胀，腹泻，便秘，痢疾，痔。

【针灸】直刺0.5~1寸；可灸。

【按摩】以拇指指腹按揉20~30下，每天3次。

【进阶精解】大肠俞穴是大肠之气转输之处，内应于肠腑，大肠为传导之官，故可理肠消痔，治疗肠病、痔疾。

大肠俞穴位于腰部，因此可疏利腰脊，治疗腰痛。

99

关元俞穴　　培补元气，调理下焦

【位置】在腰部，第5腰椎棘突下，后正中线旁开1.5寸。

【快速定穴】两侧髂前上棘连线与脊柱交点，往下推1个椎体，旁开2横指处即是。

【主治】①腹胀，泄泻，小便不利或频数，遗尿；②腰痛。

【针灸】直刺0.8~1.2寸。

小肠俞穴　　通调二便，清热利湿

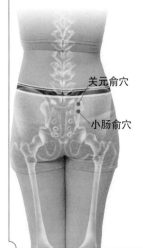

关元俞穴

小肠俞穴

【位置】在骶部，横平第1骶后孔，骶正中嵴旁开1.5寸（2横指）。

【主治】①遗精，遗尿，尿血，疝气，带下；②腹痛，泄泻，痢疾；③腰痛。

【针灸】直刺或斜刺0.8~1寸；灸3~7壮。

膀胱俞穴 　清热利湿，通经活络

【位置】在骶部，横平第2骶后孔，骶正中嵴旁开1.5寸（2横指）。

【主治】①小便不利，尿频，遗尿，遗精；②泄泻，便秘，痢疾，疝气；③腰骶疼痛。

【针灸】直刺或斜刺0.8~1.2寸。

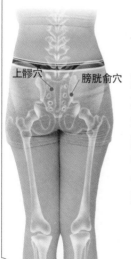

上髎穴

膀胱俞穴

上髎穴

调理下焦，通经活络

【位置】在骶部，当髂后上棘与后正中线之间，正对第1骶后孔中。

【主治】①月经不调，阴挺，带下，遗精，阳痿，大小便不利；②腰脊痛。

【针灸】直刺1~1.5寸。

次髎穴 补益下焦，强腰利湿

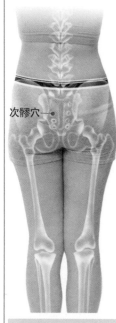

次髎穴—

【位置】在骶部，当髂后上棘内下方，正对第2骶后孔中。

【主治】①月经不调，带下，痛经，小便不利，遗尿，遗精，阳痿；②腰痛，下肢痿痹。

【针灸】直刺1~1.5寸，骶部有酸胀感。若治疗妇科病，针尖应刺入2寸，使小腹内有热感；若治疗前阴病，针感应放散到会阴部；若治疗肛肠病，针感应向尾骶部放散。可灸。

【按摩】以食指、中指按揉30~50下。

【进阶精解】次髎穴属足太阳膀胱经，膀胱与肾相表里，又位于腰骶部，近于胞宫，所以此穴不仅可调补肾气，治疗妇科病及男性病，而且还能治疗小便不利等前阴病。

因足太阳膀胱经循行于腰部和下肢，因此此穴可通经止痛，治疗腰腿病。

中髎穴　补益下焦，强腰利湿

【位置】在骶部，当次髎穴下内方，正对第3骶后孔中。

【主治】①月经不调，带下，小便不利；②便秘，泄泻；③腰痛。

【针灸】直刺1~1.5寸。

下髎穴

补益下焦，强腰利湿

【位置】在骶部，当中髎穴下内方，正对第4骶后孔中。

【主治】①小腹痛，腰骶痛；②小便不利，带下病，便秘。

【针灸】直刺1~1.5寸。

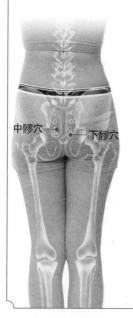

中髎穴—　—下髎穴

会阳穴　　清热利湿，益肾固带

【位置】在骶部，尾骨端旁开 0.5 寸。

【主治】①痢疾，泄泻，痔；②阳痿，带下。

【针灸】直刺 1~1.5 寸。

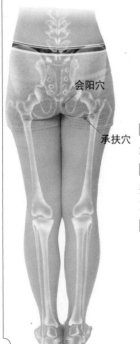

会阳穴

承扶穴

承扶穴

通便消痔，舒筋活络

【位置】在股后区，臀下横纹的中点。

【主治】①腰、骶、臀股部疼痛，下肢瘫痪，下肢不遂；②痔。

【针灸】直刺 1~2 寸。

委阳穴   舒筋活络，通利水湿

【位置】在膝部，腘横纹外侧端，股二头肌腱的内侧缘。

【快速定穴】俯卧，腘窝横纹外侧，委中穴（见本页）旁开1横指。

【主治】①腹满，水肿，小便不利；②腰脊强痛，下肢挛痛。

【针灸】直刺1~1.5寸。

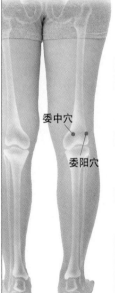

委中穴

委阳穴

* 委中穴

舒筋活络，利尿解毒

【位置】在膝后区，腘横纹中点。

【主治】①腰背痛，下肢痿痹不遂，腘挛急；②腹痛，吐泻；③小便不利，遗尿。

【针灸】直刺1~1.5寸，或点刺出血；可灸。不能深刺，以免刺破大血管。

【按摩】双手搓热，同时拿揉委中穴1分钟。

【进阶精解】委中穴又名血郄，为血气深聚之处，可凉血泄热，治疗皮肤病；还可清热利湿。

附分穴

舒筋活络,疏风散邪

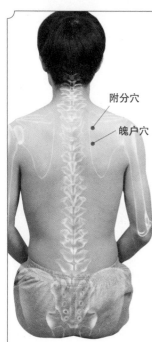

附分穴

魄户穴

【位置】在背部,当第2胸椎棘突下,后正中线旁开3寸。

【快速定穴】风门穴(见第88页)向外水平旁开2横指。

【主治】肩背拘急,颈项强痛,肘臂麻木。

【针灸】斜刺0.5~0.8寸。

魄户穴 　理气降逆,舒筋活络

【位置】在背部,第3胸椎棘突下,后正中线旁开3寸。

【快速定穴】肺俞穴(见第89页)向外水平旁开2横指。

【主治】①咳嗽,气喘,肺痨,咯血;②肩背痛,项强。

【针灸】斜刺0.5~0.8寸。

*膏肓俞穴 补虚益损，调理肺气

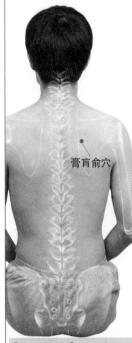

膏肓俞穴

【位置】在背部，第4胸椎棘突下，后正中线旁开3寸。

【快速定穴】低头屈颈，颈背交界最高处（第7颈椎）向下推4个椎体，其下缘旁开4横指处。

【主治】①肺痨，骨蒸盗汗，咳嗽，气喘；②健忘，不寐，头晕目眩，遗精；③羸瘦，虚劳；④肩背痛。

【针灸】斜刺0.5~0.8寸，局部酸胀感，有时可扩散至肩胛骨；可灸。体内对应肺脏，故不能深刺。

【按摩】肘部弯曲，转摇肩关节50下，1日3次。

【进阶精解】膏肓俞穴位于心膈之间，心之下为膏，心下膈上为肓，膏生于脾，肓生于肾，两者皆发于穴位之处，因此本穴可益后天、补先天；膏肓俞穴又位于魄户穴、神堂穴之间，肺主气，心主血、藏神，因此膏肓俞穴可益气补血、宁心安神。

神堂穴 宽胸理气，宁心安神

【位置】在背部，第5胸椎棘突下，后正中线旁开3寸。

【快速定穴】心俞穴（见第90页）向外水平旁开2横指。

【主治】①心悸，心痛，胸闷；②咳嗽，气喘，背痛。

【针灸】斜刺0.5~0.8寸。

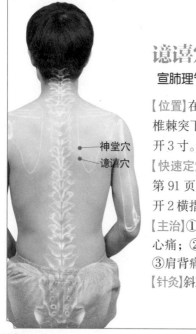

神堂穴
譩譆穴

譩譆穴

宣肺理气，通络止痛

【位置】在背部，第6胸椎棘突下，后正中线旁开3寸。

【快速定穴】督俞穴（见第91页）向外水平旁开2横指。

【主治】①咳嗽，气喘，心痛；②热病，疟疾；③肩背痛。

【针灸】斜刺0.5~0.8寸。

膈关穴   宽胸理气，和胃降逆

【位置】在背部，第7胸椎棘突下，后正中线旁开3寸。

【快速定穴】膈俞穴（见第92页）向外水平旁开2横指。

【主治】①呕吐，呕逆，嗳气，食不下，噎膈；②脊背强痛。

【针灸】斜刺0.5~0.8寸。

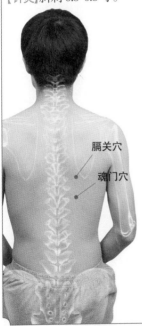

膈关穴

魂门穴

魂门穴

疏肝理气，降逆和胃

【位置】在背部，第9胸椎棘突下，后正中线旁开3寸。

【快速定穴】肝俞穴（见第93页）向外水平旁开2横指。

【主治】①胸胁痛，呕吐，泄泻，黄疸；②背痛。

【针灸】斜刺0.5~0.8寸。

胃仓穴 和胃健脾，消食导滞

【位置】在背部，第12胸椎棘突下，后正中线旁开3寸。

【快速定穴】胃俞穴（见第96页）向外水平旁开2横指。

【主治】①腹胀，胃脘痛，小儿食积；②水肿。

【针灸】斜刺0.5~0.8寸。

肓门穴

理气和胃，通便消痞

【位置】在腰区，第1腰椎棘突下，后正中线旁开3寸。

【快速定穴】三焦俞穴（见第97页）向外水平旁开2横指。

【主治】胸腹痛，痞块，便秘。

【针灸】斜刺0.5~0.8寸。

胃仓穴

肓门穴

*志室穴 益肾固精，清热利湿

【位置】在腰区，第2腰椎棘突下，后正中线旁开3寸。

【快速定穴】肚脐水平线与脊柱相交椎体处（第2腰椎），其下缘旁开4横指处；或肾俞穴（见第98页）向外水平旁开2横指。

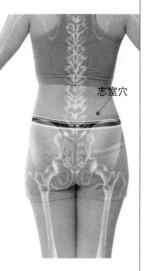

志室穴

【主治】①遗精，阳痿，遗尿，小便不利，水肿，月经不调；②腰脊强痛。

【针灸】直刺0.5~1寸，局部酸胀感，有时可向臀部放散；可灸。不能深刺，以免刺伤肾脏。

【按摩】俯卧，以拇指点揉2分钟左右。

【进阶精解】肾藏志，志室穴在肾俞穴之旁，故可调补肾气，治疗前阴病、妇科病和男性病；志室穴居于腰部，足太阳膀胱经循行于背腰部，腰为肾之府，所以可强健腰脊，治疗经脉病。

胞肓穴　　益肾固精，清热利湿

【位置】在骶区，横平第2骶后孔，骶正中嵴旁开3寸。

【主治】①小便不利，阴肿；②肠鸣，腹胀，便秘；③腰脊痛。

【针灸】直刺1~1.5寸。

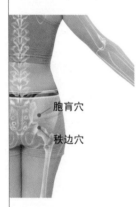

胞肓穴

秩边穴

*秩边穴

舒筋活络，强壮腰膝

【位置】臀部，平第4骶后孔，骶正中嵴旁开3寸。

【主治】腰骶痛，二便不利，坐骨神经痛，下肢麻木，瘫痪，痔疾。

【针灸】直刺1~2寸；可灸。穴位深部有动、静脉，针刺时应避开。

【按摩】以拇指指腹按揉30~50下。

【进阶精解】膀胱经贮藏津液，主气化，所以可治疗小便不利；膀胱经别入肛中，秩边穴又近于肛门，因此可调理局部经气，治疗肛肠病。

合阳穴 舒筋通络，调经止带

【位置】在小腿后面，委中穴与承山穴连线上，腘横纹下2寸，腓肠肌内、外侧头之间。

【快速定穴】俯卧或正坐垂足，委中穴（见第105页）直下3横指。

【主治】①腰脊强痛，下肢痿痹；②疝气，崩漏。

【针灸】直刺1~2寸。

承筋穴

舒筋活络，强健腰膝

【位置】在小腿后面，腘横纹下5寸，腓肠肌两肌腹之间。

【快速定穴】小腿用力，后面肌肉明显隆起，中央处按压有酸胀感处即是。

【主治】①痔；②腰脊拘急疼痛。

【针灸】直刺1~1.5寸。

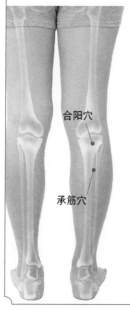

合阳穴

承筋穴

*承山穴 理气止痛，舒筋活络

【位置】在小腿后面正中，委中穴与昆仑穴之间，当伸直小腿或足跟上提时，腓肠肌肌腹下出现尖角凹陷处。

【快速定穴】俯卧，下肢伸直，足跗绷直，腓肠肌出现人字纹，纹尖端即是。

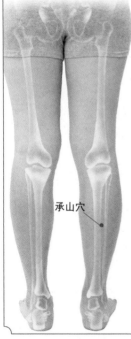

承山穴

【主治】①痔，便秘；②腰腿拘急疼痛，足跟痛，脚气。

【针灸】直刺1~2寸；可灸。穴位深部，正当胫后动、静脉，深层有胫神经，所以针刺时应避开。

【按摩】以拇指用力重压此穴，同时深吸一口气，拇指慢慢放松的时候呼气，连续5遍。

【进阶精解】承山穴是理肠疗痔、治疗肛肠病的主穴，也可舒筋通络，治疗腿肚转筋等经筋病。

飞扬穴　　清窍安神，舒筋活络

【位置】在小腿后面，当外踝后，昆仑穴直上7寸，承山穴外下方1寸处。

【快速定穴】正坐垂足，承山穴（见第114页）外下1横指，直对昆仑穴（见第116页）。

【主治】①头痛，目眩，鼻塞，鼻衄；②痔；③腰背痛，腿软无力，筋急不能屈伸。

【针灸】直刺1~1.5寸。

跗阳穴

舒筋活络，退热散风

【位置】在小腿后面，昆仑穴直上3寸，腓骨与跟腱之间。

【快速定穴】俯卧位，昆仑穴（见第116页）直上4横指，小腿后外侧处取穴。

【主治】①头痛，头重；②腰腿痛，下肢痿痹，脚气，外踝肿痛。

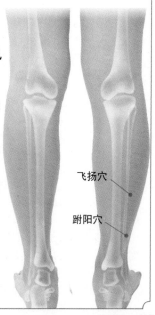

飞扬穴

跗阳穴

*昆仑穴　清热安神，舒筋活络

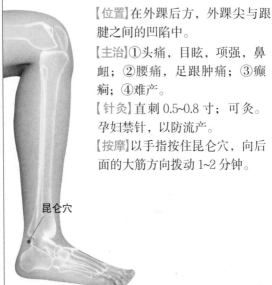

昆仑穴

【位置】在外踝后方，外踝尖与跟腱之间的凹陷中。

【主治】①头痛，目眩，项强，鼻衄；②腰痛，足跟肿痛；③癫痫；④难产。

【针灸】直刺 0.5~0.8 寸；可灸。孕妇禁针，以防流产。

【按摩】以手指按住昆仑穴，向后面的大筋方向拨动 1~2 分钟。

【进阶精解】足太阳膀胱经起于目内眦，过头、项、背、腰部及下肢，止于足，"经脉所过，主治所及"，故可清头目、通经络。

膀胱与肾相表里，昆仑穴为足太阳之"经"穴，位于外踝后，太溪穴为之原穴，属足少阴经，位于内踝后，两穴阴阳相合，表里相通，可从阳治阴、益肾气、顺胎产、治疗难产。

仆参穴　　舒筋活络，强壮腰膝

【位置】在足外侧部，外踝后下方，昆仑穴（见第116页）直下，跟骨外侧，赤白肉际处。

【主治】①下肢痿痹，足跟痛；②癫痫。

【针灸】直刺0.3~0.5寸，局部有酸胀感；可灸。

【按摩】以中指指端按揉3~5分钟。为加强刺激，可以拇指指间关节按之。

金门穴　　安神开窍，通经活络

【位置】在足外侧，外踝前缘直下，骰骨下缘凹陷中。

【快速定穴】垂足着地，申脉穴（见第118页）前下方0.5寸，骰骨外侧凹陷中取穴。

【主治】①头痛，癫痫，小儿惊风；②腰痛，下肢痿痹，外踝肿痛。

【针灸】直刺0.3~0.5寸。

仆参穴

金门穴

*申脉穴 补阳益气，疏导水湿

【位置】在足外侧，外踝直下的凹陷中。

【主治】①头痛，目眩，失眠，嗜卧，癫狂痫；②目赤痛，上睑下垂；③腰腿痛，项强脊痛，足外翻。

【针灸】直刺或向下斜刺 0.3~0.5寸，局部有酸胀感；可灸。

【按摩】嘱患者一边做深呼吸，一边按揉申脉穴 3~5 分钟。

申脉穴

【进阶精解】申脉穴别名阳跷，为八脉交会穴之一，通阳跷脉。膀胱经气血在此变为凉湿之性，因此本穴有补阳益气、疏导水湿的功效。

*京骨穴 清热止痉，明目舒筋

【位置】在足外侧，第5跖骨粗隆前下方，赤白肉际处。

【快速定穴】沿小趾后的第5跖骨向后推，可摸到一突起，下方皮肤颜色深浅交界处。

【主治】①头痛，项强，目翳，癫痫；②腰腿痛。

【针灸】直刺0.3~0.5寸，局部有酸胀感，并可放散到足底部；可灸。

【按摩】以拇指指端或食指第1指间关节骨突处按揉，做环状运动。

京骨穴

【进阶精解】京骨穴为足太阳经之原穴，有清热止痉、明目舒筋的功效。配百会穴、太冲穴治头痛有特效。

束骨穴　　通经活络，清头明目

【位置】在足外侧，第5跖趾关节的近端，赤白肉际处。

【快速定穴】沿小趾向后推，推到小趾与足掌相连接的关节，关节后方的赤白肉际处即是。

【主治】①头痛，项强，目眩，癫狂；②腰腿痛。

【针灸】直刺 0.3~0.5 寸。

足通谷穴

清热安神，清头明目

【位置】在足外侧，第5跖趾关节的前端，赤白肉际处。

【快速定穴】沿小趾向后推，推到小趾与足掌相连接的关节，关节前方的赤白肉际处即是。

【主治】①头痛，项强；②目眩，鼻衄；③癫狂。

【针灸】直刺 0.2~0.3 寸。

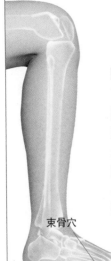

束骨穴

足通谷穴

*至阴穴 理气活血，清头明目

【位置】在足趾，小趾末节外侧，趾甲角旁约0.1寸。

【主治】①胎位不正，难产，胎衣不下；②头痛，目痛，鼻塞，鼻衄。

【针灸】浅刺0.1寸，或点刺出血；可灸。孕妇禁自行施治。

【按摩】手指指腹垂直按压、拿捏，并做环状运动。

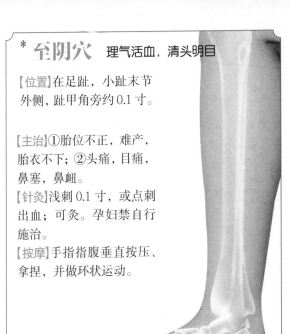

至阴穴

【进阶精解】至阴穴既是足太阳膀胱经的终末穴，又是足少阴肾经脉气始发之处，按照"阳动阴静，阳生阴长"的原则，至阴穴可益肾气、顺胎产，治疗妇科及产科病证，尤其是治疗胎位不正的首选穴。

另外，至阴穴还可清头明目、通鼻窍。

足少阴肾经

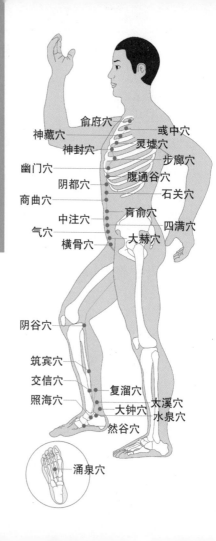

俞府穴
神藏穴　　　　　　或中穴
神封穴　　　　　　灵墟穴
幽门穴　　　　　　步廊穴
阴都穴　　　腹通谷穴
商曲穴　　　　　　石关穴
中注穴　　　育俞穴
气穴　　　　　　　四满穴
横骨穴　　　大赫穴

阴谷穴

筑宾穴
交信穴
照海穴　　　复溜穴
　　　　　大钟穴　太溪穴
　　　　　　　　　水泉穴
　　　然谷穴

涌泉穴

*涌泉穴 理气活血，清头明目

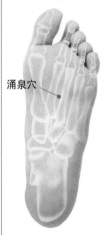

涌泉穴

【位置】在足底，屈足卷趾时足心最凹陷处（约当足底第2、第3趾趾缝纹头端与足跟中点连线的前1/3与后2/3交点处）。

【快速定穴】卷足，足底前1/3凹陷处。

【主治】①头顶痛，眩晕，昏厥，癫狂，小儿惊风，失眠；②便秘，小便不利；③咽喉肿痛，舌干，失音；④足心热。

【针灸】直刺0.5~1寸；可灸。

【按摩】用手掌擦，顺着足掌直到发热；或以拇指指间关节点揉。

【进阶精解】足少阴肾经上贯肝膈、络心，心主神明，肝为刚脏，涌泉穴乃足少阴肾经之"井穴"，配五行属木，可协调阴阳、安神开窍、滋水涵木、潜阳息风，治疗神志异常、头痛、眩晕等。

123

*然谷穴 益气固肾，清热利湿

【位置】在足内侧，足舟骨粗隆下方，赤白肉际处。

【快速定穴】坐位垂足，内踝前下方有一明显骨性标志——舟骨，其前下方凹陷处即是。

【主治】①月经不调，阴痒，阴挺，遗精，小便不利；②消渴，泄泻，小儿脐风；③咽喉肿痛，咯血，口噤，癫疾。

【针灸】直刺 0.5~1 寸；可灸。

【按摩】拇指按揉，由上向下按揉 3 分钟。

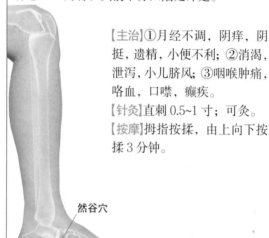

然谷穴

【进阶精解】然谷穴属肾经，除了治疗本经疾病，还可以治疗肝经上的一些疾病。然谷穴配照海穴，用点按揉的方法，可以让痛经患者疼痛立减。配三阴交穴，可治疗宫寒疼痛等。

*太溪穴 益气固肾，清头利咽

【位置】在踝区，内踝尖与跟腱之间凹陷中。

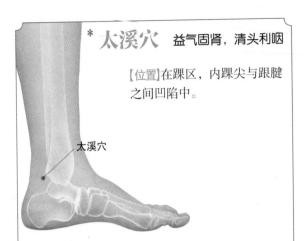

太溪穴

【主治】①月经不调，遗精，阳痿，小便频数，消渴，泄泻；②头痛，目眩，失眠，健忘，耳鸣，耳聋，咽喉肿痛，牙痛；③咳喘，咯血；④腰脊痛，下肢痿痹厥冷，下肢不遂，内踝及足跟肿痛。

【针灸】直刺 0.5~0.8 寸；可灸。

【按摩】一手固定住脚，另一手拇指指端由上向下按压、揉此穴 3 分钟。

【进阶精解】《黄帝内经》说："五脏有疾，当取之十二原。"太溪穴既可滋肾阴，又能补肾阳，此穴所治病证虽多，但概括起来不外是肾阴虚、肾阳虚。

*大钟穴 益肾平喘，调理二便

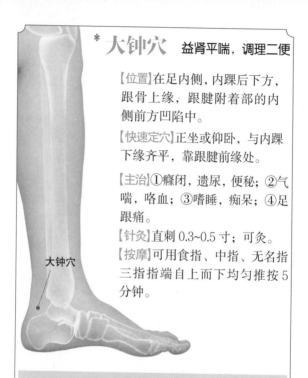

大钟穴

【位置】在足内侧，内踝后下方，跟骨上缘，跟腱附着部的内侧前方凹陷中。

【快速定穴】正坐或仰卧，与内踝下缘齐平，靠跟腱前缘处。

【主治】①癃闭，遗尿，便秘；②气喘，咯血；③嗜睡，痴呆；④足跟痛。

【针灸】直刺 0.3~0.5 寸；可灸。

【按摩】可用食指、中指、无名指三指指端自上而下均匀推按 5 分钟。

【进阶精解】足少阴经脉"入肺中"，大钟穴具有滋补肺阴、止咳平喘之功，可主治咳嗽、气喘、咯血；又足少阴肾经"从肺出络心，注胸中"，在胸中与心包经相接，心主神志，故此穴又可治神志病；肾主水，司二便，大钟穴近于足跟部，肾经又"贯脊属肾"，因此此穴可补肾气、滋肾阴，治疗腰痛、足跟痛。

水泉穴 活络止痛，利尿调经

【位置】在足内侧，内踝后下方，太溪穴直下 1 寸，跟骨结节的内侧凹陷中。

【快速定穴】先找到太溪穴（见第 125 页），直下 1 横指处。

【主治】①月经不调，痛经，阴挺；②小便不利，淋痛。

【针灸】直刺 0.3~0.5 寸；可灸。

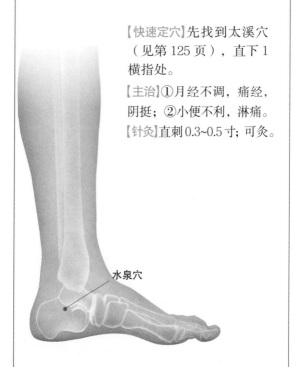

水泉穴

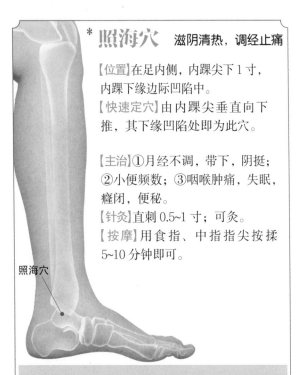

*照海穴　滋阴清热，调经止痛

【位置】在足内侧，内踝尖下1寸，内踝下缘边际凹陷中。

【快速定穴】由内踝尖垂直向下推，其下缘凹陷处即为此穴。

【主治】①月经不调，带下，阴挺；②小便频数；③咽喉肿痛，失眠，癃闭，便秘。

【针灸】直刺0.5~1寸；可灸。

【按摩】用食指、中指指尖按揉5~10分钟即可。

照海穴

【进阶精解】肾主生殖，司二便，故照海穴可主治妇科病、二阴病；足少阴肾经出络于心，心主神明，心肾不交则失眠，照海穴通阴跷脉，阴跷脉主人寤寐，阴气盛则嗜睡，足少阴肾经上贯肝膈，肝为刚脏，易于化火生风，夹痰上蒙于清窍，则发癫痫，此又为阴跷脉主症，故取照海穴可治神志病。

*复溜穴　补肾益阴，温阳利水

【位置】在小腿内侧，太溪穴（见第 125 页）直上 2 寸（3 横指），跟腱的前方。

【主治】①水肿，腹胀，腹泻，癃闭，泄泻；②热病无汗或盗汗不止；③下肢痿痹。

【针灸】直刺 0.5~1 寸；可灸。

【按摩】用拇指指端由上向下按压、揉此穴 5 分钟。

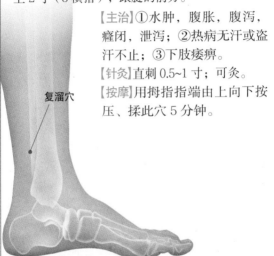

复溜穴

【进阶精解】复溜穴为足少阴肾经"经穴"，配五行属金，应于肺，既可补肾气以助脾阳，又可补肺气以通调水道，是治疗水肿的主穴之一；腹胀、泄泻多为脾肾阳虚所致，取复溜穴温阳健脾可治之。

足少阴肾经属肾达肺，故复溜穴可调补肺肾，以助脾阳，所以此穴既可补益卫气以固表止汗，又可鼓动卫气以开腠发汗。

交信穴

益肾调经，调理二便

【位置】在小腿内侧，太溪穴直上2寸，复溜穴前0.5寸，胫骨内侧缘的后方。

【快速定穴】先找到复溜穴（见第129页），其前半横指即是。

【主治】①月经不调，阴挺，阴痒，崩漏；②泄泻，便秘。

【针灸】直刺0.5~1寸；可灸。

筑宾穴

舒筋通络，宁心安神

【位置】在小腿内侧，在太溪穴与阴谷穴的连线上，太溪穴上5寸，腓肠肌肌腹内下方。

【快速定穴】正坐或仰卧，太溪穴直上7横指，按压有酸胀感处。

【主治】①癫狂痫，呕吐；②疝气；③小腿疼痛痉挛。

【针灸】直刺0.5~0.8寸；可灸。

筑宾穴

交信穴

阴谷穴　益肾调经，理气止痛

【位置】在腘窝内侧，腘横纹上，屈膝时当半腱肌肌腱与半膜肌肌腱之间。

【快速定穴】正坐屈膝位，在腘横纹内侧端可触及两筋，两筋之间取穴。

【主治】①阳痿，崩漏，疝气；②癫狂；③膝股痛。

【针灸】直刺0.8~1.2寸。

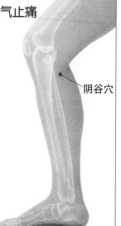

阴谷穴

横骨穴　益肾助阳，调理下焦

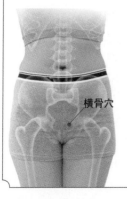

横骨穴

【位置】在下腹部，脐中下5寸，前正中线旁开0.5寸。

【快速定穴】仰卧位，肚脐下7横指，再旁开半横指处取穴。

【主治】①小便不利，小腹胀痛，遗尿；②疝气，遗精，阳痿，阴痛。

四满穴　　益肾调经，理气止痛

【位置】在下腹部，脐中下2寸，前正中线旁开0.5寸。

【快速定穴】仰卧，肚脐下3横指，再旁开半横指处。

【主治】①月经不调，带下，遗精，遗尿，疝气；②水肿，腹痛，便秘。

【针灸】直刺0.8~1.2寸；可灸。

中注穴　　调经止带，通调腑气

【位置】在下腹部，脐中下1寸（1横指），前正中线旁开0.5寸（半横指）。

【主治】①泄泻，便秘，腹痛；②月经不调，痛经。

【针灸】直刺0.8~1.2寸；可灸。

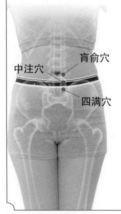

肓俞穴

中注穴

四满穴

肓俞穴

理气止痛，润肠通便

【位置】在腹部，脐中旁开0.5寸（半横指）。

【主治】①呕吐，腹胀，腹痛，泄泻，便秘；②月经不调，腰脊痛，疝气。

【针灸】直刺0.8~1.2寸；可灸。

阴都穴 调理胃肠，理气通经

【位置】在上腹部，脐中上4寸，前正中线旁开0.5寸。

【快速定穴】仰卧位，胸剑联合中点至脐中连线的中点，再旁开半横指处取穴。

【主治】①腹胀，腹痛，便秘；②不孕。

【针灸】直刺0.5~0.8寸；可灸。

腹通谷穴 健脾和胃，宽胸安神

【位置】在上腹部，脐中上5寸，前正中线旁开0.5寸。

【快速定穴】阴都穴（见本页）直上1横指。

【主治】①腹痛，腹胀，呕吐；②心痛，心悸。

【针灸】直刺或斜刺0.5~0.8寸；可灸。

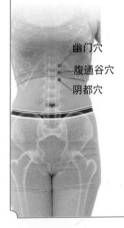

幽门穴

腹通谷穴

阴都穴

幽门穴

健脾和胃，降逆止呕

【位置】在上腹部，脐中上6寸，前正中线旁开0.5寸。

【快速定穴】胸剑联合中点下3横指，再旁开半横指处。

【主治】呕吐，腹胀，腹痛，泄泻。

【针灸】直刺0.5~0.8寸，不可深刺，以免伤及内脏；可灸。

彧中穴　宽胸理气，止咳化痰

【位置】在胸部，第1肋间隙，前正中线旁开2寸（3横指）。

【主治】①咳嗽，气喘；②胸胁胀痛。

【针灸】斜刺或平刺0.5~0.8寸；可灸。

* 俞府穴

宽胸理气，止咳化痰

【位置】在胸部，锁骨下缘，前正中线旁开2寸。

【快速定穴】仰卧位，锁骨下有一凹陷，在此凹陷中，前正中线旁开3横指。

【主治】①咳嗽，气喘，胸痛；②呕吐。

【针灸】斜刺或平刺0.5~0.8寸；可灸。

【按摩】以食指或中指指端按揉30下。

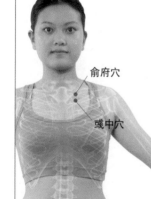

俞府穴

彧中穴

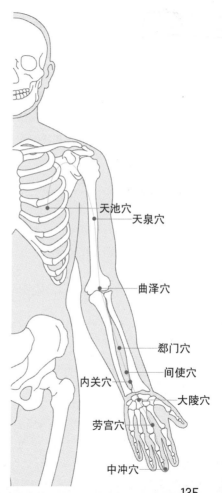

手厥阴心包经

天池穴
天泉穴

曲泽穴

郄门穴

间使穴

内关穴

大陵穴

劳宫穴

中冲穴

135

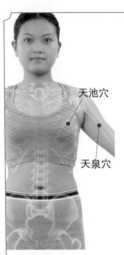

天池穴

天池穴

活血化瘀，宽胸理气

【位置】在胸部，第4肋间隙，前正中线旁开5寸。

【快速定穴】仰卧位，自乳头沿水平线旁开1横指。

【主治】①胸痛，胸闷，咳嗽，气喘，痰多；②乳痈；③瘰疬。

【针灸】斜刺或平刺0.5~0.8寸；可灸。本穴正当胸腔，内容心、肺，不宜深刺。

天泉穴

天泉穴   **宽胸理气，活血通脉**

【位置】在臂内侧，腋前纹头下2寸，肱二头肌的长、短头之间。

【快速定穴】伸臂仰掌，腋前纹头水平至肘横纹连线的上1/3与下2/3交点，再向上1横指，肱二头肌的长、短头之间取穴。

【主治】①胸背及上肢内侧痛；②心痛，胸胁胀满，咳嗽。

【针灸】直刺0.5~0.8寸；可灸。

*曲泽穴 泻热清心，和胃降逆

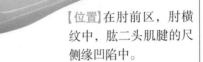

曲泽穴

【位置】在肘前区，肘横纹中，肱二头肌腱的尺侧缘凹陷中。

【快速定穴】微屈肘，肘弯里有一条大筋，其内侧肘横纹上可触及凹陷处。

【主治】①心悸，心痛，善惊；②胃痛，呕吐，泄泻；③热病；④肘臂疼痛。

【针灸】直刺0.8~1寸；可灸。局部有肱动、静脉及正中神经分布，故行针时不宜大幅度插提。

【按摩】将拇指横放在手臂上，用余下的四指握在肘部，用拇指向下按压揉动此穴。

【进阶精解】曲泽穴是心包经的合穴，心包为心之外围，具有替心受邪、代心行令之功，故可通经活络，治疗心痛、心悸；心包与三焦相表里，曲泽穴属合穴，善治"逆气而泄"，故泻曲泽穴可和胃止泻，治疗胃肠病。

郄门穴 宁心安神，清营止血

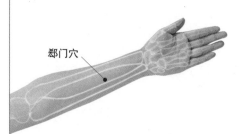

郄门穴

【位置】在前臂掌侧，曲泽穴与大陵穴的连线上，腕掌侧横纹上5寸。

【快速定穴】仰掌，内关穴（见第140页）向上4横指处，两筋之间。

【主治】①心痛，心悸，心烦，胸痛；②呕血，衄血，咯血；③疔疮；④癫痫。

【针灸】直刺0.5~1寸；可灸。

*间使穴 宽胸和胃，清心安神

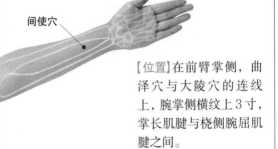

间使穴

【位置】在前臂掌侧，曲泽穴与大陵穴的连线上，腕掌侧横纹上3寸，掌长肌腱与桡侧腕屈肌腱之间。

【快速定穴】腕掌侧横纹向上4横指，两筋之间。

【主治】①心痛，心悸；②胃痛，呕吐；③热病，疟疾；④癫狂痫。

【针灸】直刺0.5~1寸；可灸。局部有血管及正中神经分布，所以不宜行大幅度提插手法。

【按摩】揉按3~5分钟至感觉发热，每天2次。

*内关穴 宁心安神，和胃降逆

内关穴

【位置】在前臂前区，尺泽穴与大陵穴的连线上，腕掌侧横纹上2寸，掌长肌腱与桡侧腕屈肌腱之间。

【快速定穴】腕掌侧横纹向上3横指，两筋之间。

【主治】①心痛，心悸，心烦，胸闷；②胃痛，呕吐，呃逆；③胁痛，胁下痞块；④中风，失眠，眩晕，郁证，癫狂痫，偏头痛；⑤热病；⑥肘臂挛痛。

【针灸】直刺0.5~1寸，透刺外关穴；可灸。局部有血管及正中神经分布，故不宜行大幅度提插手法。

【按摩】以拇指尖按捏10~15分钟，每日3次。

【进阶精解】本穴为八脉交会穴，通于阴维脉，合于胃、心、胸。心主血脉，藏神，内关穴又是心包经络穴，通于手少阳三焦经，故可宽胸理气、和胃降逆，是治疗心、胸、神志类疾病和胃病的主穴。

*大陵穴 宁心安神，和营通络

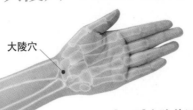

大陵穴

【位置】在腕前区，腕掌侧
横纹中点处，掌长肌腱
与桡侧腕屈肌腱之间。

【快速定穴】在腕横纹正中，两筋之间。
【主治】①心痛，心悸；②喜笑悲恐，癫狂痫，疮疡；
③胃痛，呕吐；④胸胁满痛；⑤热病；⑥臂、
手腕痛。
【针灸】直刺 0.3~0.5 寸；可灸。
【按摩】用拇指指端顺时针揉，一直揉到肘部有温
和的通气反应。

【进阶精解】本穴是心包经的原穴，故可主治心病
及与其相关疾病。

141

*劳宫穴 清心泻热，开窍醒神

劳宫穴

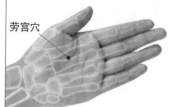

【位置】在掌心，第2、第3掌骨之间偏于第3掌骨。

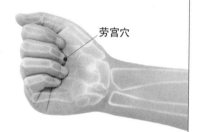

劳宫穴

【快速定穴】握拳屈指，中指指尖处即是。

【主治】①口疮，口臭；②中风昏迷，中暑；③心痛，癫狂痫，烦闷；④鹅掌风。

【针灸】直刺0.3~0.5寸；可灸。

【按摩】拇指弯曲，用拇指指端用力按压3分钟。

【进阶精解】本穴是心包经的荥穴，有泻心火、清心热的作用，"心开窍于舌"，故此穴能治疗口疮、口臭、掌心热；"心主神志"，所以劳宫穴也常用于治疗神志病。

*中冲穴 苏厥开窍，清心泻热

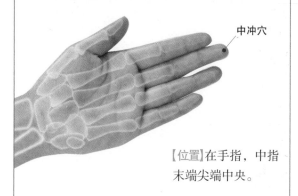

中冲穴

【位置】在手指，中指
末端尖端中央。

【主治】①中风昏迷，中暑，舌强不语，昏厥，小
儿夜啼；②热病。
【针灸】浅刺 0.1 寸，或点刺出血；可灸。
【按摩】拇指弯曲，用指端用力按压 3 分钟。

【进阶精解】本穴是心包经的井穴，可清心泻火、
开窍醒神，治疗心火上扰之证及神昏等。

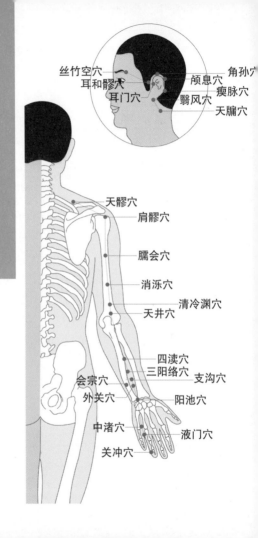

手少阳三焦经

丝竹空穴
耳和髎穴
耳门穴
角孙穴
颅息穴
瘈脉穴
翳风穴
天牖穴

天髎穴
肩髎穴
臑会穴
消泺穴
清冷渊穴
天井穴
四渎穴
三阳络穴
支沟穴
会宗穴
外关穴
阳池穴
中渚穴
液门穴
关冲穴

* 关冲穴　泻热开窍，清利喉舌

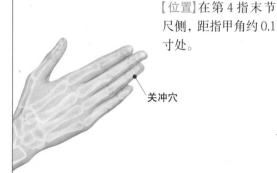

【位置】在第 4 指末节尺侧，距指甲角约 0.1 寸处。

关冲穴

【主治】①头痛，耳鸣，耳聋，目赤，喉痹，舌强；②中暑，晕厥，热病。

【针灸】浅刺 0.1 寸，或点刺出血；可灸。

【按摩】掐按此穴到感觉疼痛，掐 20 下左右。

【进阶精解】三焦经脉至目外眦，行于侧头部，入耳中，关冲穴为三焦经"井穴"，刺之能清泻三焦、醒神开窍，治疗热病、神昏及火热之邪循经上扰所致的头面五官诸疾。

液门穴　清热泻火，通络止痛

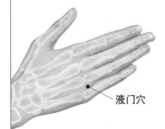

【位置】在手背部，当第 4、第 5 指间，指蹼缘后方赤白肉际处。

液门穴

【快速定穴】微握拳，掌心向下，第 4、第 5 指间缝纹端，赤白肉际处。

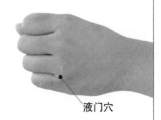

液门穴

【主治】①头痛，目赤，喉痹，耳聋，耳鸣；②疟疾，手臂肿痛。

【针灸】直刺 0.3~0.5 寸；可灸。

*中渚穴 清热通络，聪耳利咽

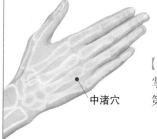

中渚穴

【位置】在手背部，第4掌指关节的后方，第4、第5掌骨间凹陷处。

【主治】①耳鸣，耳聋，喉痹，目赤；②疟疾，热病；③头痛，肩背肘臂酸痛，手指不能伸。

【针灸】直刺0.3~0.5寸；可灸。

【按摩】以拇指和食指用力揉按此穴5~7秒，力量偏于第4掌骨侧。

【进阶精解】中渚穴为输穴，"输主体重节痛"，故能治疗手指屈伸不利、肘臂肩背疼痛；手少阳三焦经循行侧头部，入耳中，泻中渚穴可治疗三焦热盛、循经上扰所致的头面五官病。

　　三焦为"原气之别使"，三焦热盛，内热伤阴，原气受损，是消渴病的主要病因，故中渚穴还可以治疗消渴；疟邪伏于少阳，则枢机不利，往来寒热，取中渚穴可和解少阳、清泻三焦，以截疟退热。

*阳池穴 清热通络，通调三焦

【位置】在腕后区，腕背侧横纹中，指伸肌腱的尺侧缘凹陷中。

阳池穴

【快速定穴】俯掌，第3、第4掌骨中缝直上与腕横纹相交的凹陷中。

【主治】①耳鸣，耳聋，目赤肿痛，喉痹；②消渴，口干；③腕痛，肩臂痛。

【针灸】直刺0.3~0.5寸；可灸。

【按摩】用一手握住腕关节，另一手弯曲手指，用手指指端垂直用力按压此穴。

【进阶精解】阳池穴为三焦经原穴，能祛除三焦热邪、振奋元气，可治疗三焦热盛之消渴及热邪循经上达所致头面五官病。

148

*外关穴 清热解表，通经活络

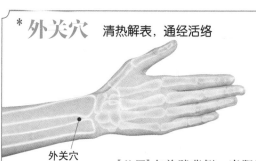

外关穴

【位置】在前臂背侧，当阳池穴与肘尖连线上，腕背侧横纹上2寸，尺骨与桡骨之间。

【快速定穴】腕背横纹中点直上3横指，两骨头之间的凹陷处。

【主治】①热病；②头痛，目赤肿痛，耳聋，耳鸣；③瘰疬，胁肋痛；④上肢痿痹。

【针灸】直刺0.5~1寸；可灸。

【按摩】每天点揉5~10分钟。

【进阶精解】外关穴是八脉交会穴之一，通于阳维脉，"维络诸阳而主表"，所以本穴可疏风清热以解表，能发汗解肌以止痛，是退热要穴。

　　手三阳经脉行头之侧部，上项，入耳中，达眼部，又具疏风清热之功，因此可治疗头面五官疾病。

　　"经脉所过，主治所及"，故外关穴还可治疗手臂、手指屈伸不利、上肢痿痹、手颤等。

149

* 支沟穴 理气清热，缓解便秘

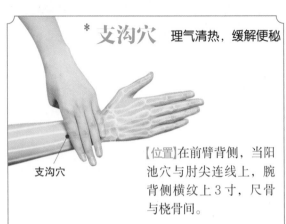

支沟穴

【位置】在前臂背侧，当阳池穴与肘尖连线上，腕背侧横纹上3寸，尺骨与桡骨间。

【快速定穴】腕背横纹中点直上4横指，两骨头之间的凹陷处。

【主治】①便秘；②耳鸣，耳聋；③瘰疬，胁肋痛，落枕，肩臂痛；④发热。

【针灸】直刺0.5~1寸；可灸。

【按摩】以手指指端按压1分钟，再做环状运动3分钟。

【进阶精解】此穴是手少阳三焦经的经穴，配五行属火，故有清泻三焦之火、疏散外感风热之功，用于治疗耳病、热病；手厥阴心包经"循胸出胁"，手少阳三焦经"上项"，且三焦主气，可调理气机、通经止痛，治疗胁肋痛、落枕等；此外，此穴还是治疗便秘的常用穴。

150

四渎穴 开窍聪耳，清利咽喉

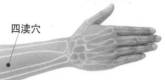

四渎穴

【位置】在前臂背侧，当阳池穴与肘尖连线上，肘尖下 5 寸，尺骨与桡骨之间。

【快速定穴】先找到阳池穴（见第 148 页），其与肘尖连线上，肘尖下 7 横指处，桡骨与尺骨之间。

【主治】①偏头痛；②耳聋，暴喑，牙痛，喉痹；③上肢痹痛。

【针灸】直刺 0.5~1 寸；可灸。

天井穴

行气散结，安神通络

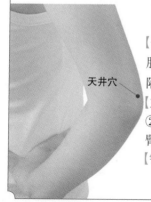

天井穴

【位置】在臂外侧，屈肘时，肘尖上 1 寸（1 横指）凹陷中。

【主治】①偏头痛，耳聋；②癫痫；③瘰疬；④肘臂痛。

【针灸】直刺 0.5~1 寸；可灸。

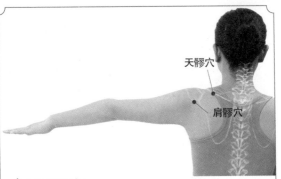

天髎穴

肩髎穴

* 肩髎穴　　解痉止痛，疏通经络

【位置】在肩部，肩髃穴（见第 21 页）后方，当臂外展时，于肩峰后下方凹陷处。

【快速定穴】上臂外展平举，肩膀后下方呈现凹陷处。

【主治】肩臂挛痛不遂。

【针灸】直刺 0.5~1 寸；可灸。

天髎穴　　祛风除湿，通经止痛

【位置】在肩胛区，肩井穴与曲垣穴之间，肩胛骨上角处。

【快速定穴】当肩胛骨上角端上方凹陷处。

【主治】肩臂痛，颈项强痛。

【针灸】直刺 0.5~0.8 寸；可灸。

*翳风穴 聪耳通窍，疏风清热

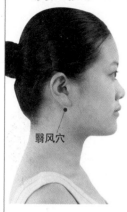

翳风穴

【位置】在颈部，耳垂后方，乳突与下颌角之间的凹陷中。

【主治】①聤耳，耳聋，耳鸣；②口歪，牙关紧闭，牙痛，颊肿；③瘰疬，呃逆。

【针灸】直刺0.8~1寸，局部有酸胀感，并向耳内放散；可灸，勿直接灸。穴位处结构较为复杂，针刺时要缓慢进针，不宜大幅度提插。

【按摩】以食指指腹按揉20下。

【进阶精解】本穴属手少阳经、足少阳的交会穴，两经皆有分支"从耳后，入耳中"，翳风穴又位于耳后，故为治疗耳病之要穴。

该穴善驱风邪，故名翳风，善治风病，诸如风邪引起的口眼㖞斜、牙关紧闭等。

此穴还有疏散风热、散结通络的作用，能有效治疗牙痛、颊肿、瘰疬诸症。

153

角孙穴　　清热消肿，散风止痛

【位置】在头部，折耳郭向
前，耳尖直对发际处。

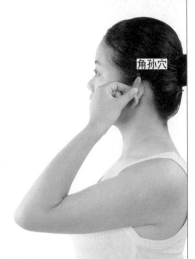

角孙穴

【主治】①颊肿；②目翳，
牙痛；③项强。
【针灸】平刺 0.3~0.5 寸。

*耳门穴 开窍聪耳，泻热活络

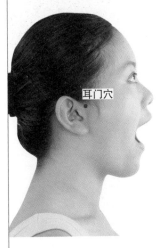

耳门穴

【位置】在耳区，当耳屏上切迹的前方，下颌骨髁状突后缘，张口有凹陷处。

【快速定穴】张口，耳屏上切迹前，下颌骨髁状突后缘的凹陷中即是。

【主治】①耳聋，耳鸣，聤耳；②牙痛。

【针灸】直刺0.5~1寸；可灸。

【按摩】以食指指端按揉30~50下，每天3次。

【进阶精解】手少阳经脉入耳中，交颊部，耳门穴又位于耳前，邻近齿部，故有聪耳开窍、散风通络的作用，可用来治疗耳疾及齿痛。

耳和髎穴

祛风通络，解痉止痛

【位置】在头侧部，鬓发后缘，耳郭根的前方，颞浅动脉的后缘。

【主治】①头痛，耳鸣；②牙关紧闭，口㖞。

【针灸】斜刺 0.3~0.5 寸；可灸。

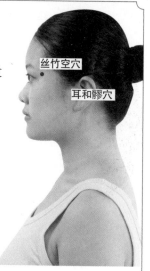

丝竹空穴

耳和髎穴

* 丝竹空穴　　散风清热，明目安神

【位置】在面部，眉梢凹陷中。

【主治】眩晕，头痛，目赤肿痛，眼睑瞤动，口㖞。

【针灸】平刺 0.5~1 寸；可灸。

【按摩】以食指或中指指端按揉或按压此穴 1 分钟。

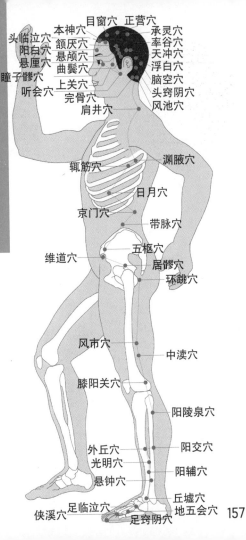

足少阳胆经

目窗穴 正营穴
本神穴 承灵穴
头临泣穴 率谷穴
额厌穴 天冲穴
阳白穴 悬颅穴 浮白穴
悬厘穴 脑空穴
曲鬓穴 头窍阴穴
瞳子髎穴 上关穴 风池穴
听会穴 完骨穴
肩井穴
辄筋穴 渊腋穴
日月穴
京门穴 带脉穴
五枢穴
维道穴 居髎穴
环跳穴
风市穴 中渎穴
膝阳关穴 阳陵泉穴
阳交穴
外丘穴 阳辅穴
光明穴
悬钟穴 丘墟穴
足临泣穴 地五会穴
侠溪穴 足窍阴穴

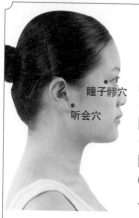

瞳子髎穴

听会穴

瞳子髎穴

平肝息风,明目退翳

【位置】在面部,目外眦外侧旁,当眶外侧缘处。

【主治】①目赤肿痛,目翳,青盲,口喎;②头痛。

【针灸】向后刺或斜刺0.3~0.5寸;或用三棱针点刺出血。

*听会穴 开窍聪耳,通经活络

【位置】在面部,耳屏间切迹前方,下颌骨髁状突后缘,张口时呈凹陷处。

【快速定穴】耳屏下缘前方,张口有凹陷处即是。

【主治】①耳聋,耳鸣,聤耳;②牙痛,口喎,面痛。

【针灸】直刺0.5寸;可灸。

【按摩】用食指指尖按压,每次3分钟。

【进阶精解】足少阳胆经入耳中,听会穴位于耳前,近于齿部,穴下正是颞下颌关节,故可治疗耳、齿、口、面及颞下颌关节部位疾病。

上关穴

聪耳镇痉，散风活络

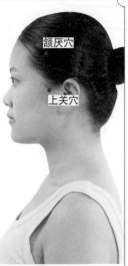

【位置】在耳前，下关穴（见第 31 页）直上，颧弓的上缘中央凹陷中。

【主治】①耳鸣，耳聋，聤耳；②偏头痛，面痛，牙痛，口噤，口㖞；③癫狂痫。

【针灸】直刺 0.5~0.8 寸。

颔厌穴　　**祛风通络，解痉止痛**

【位置】在头部，头维穴（见第 32 页）至曲鬓穴（见第 161 页）弧形连线的上 1/4 与下 3/4 交点处。

【快速定穴】正坐侧伏或侧卧位，从头维穴沿鬓角至曲鬓穴作一弧线，于弧线之中点定悬颅穴，在头维穴与悬颅穴之间定颔厌穴，在悬颅穴与曲鬓穴之间定悬厘穴。

【主治】①偏头痛，眩晕；②癫痫；③牙痛，耳鸣，口㖞。

【针灸】直刺 0.3~0.4 寸。

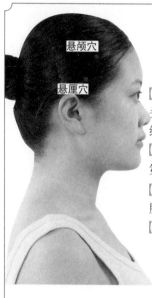

悬颅穴

悬厘穴

悬颅穴

通络消肿，清热散风

【位置】在头部鬓发上，头维穴与曲鬓穴弧形连线的中点。

【快速定穴】见颔厌穴（见第159页）取法。

【主治】①偏头痛；②目赤肿痛，牙痛，鼽衄，面肿。

【针灸】向后平刺0.5~0.8寸。

悬厘穴　**通络解表，清热散风**

【位置】在头部鬓发上，头维穴与曲鬓穴弧形连线的上3/4与下1/4交点处。

【快速定穴】正坐，在鬓角之上际，当悬颅穴（见本页）与曲鬓穴（见第161页）之中点取穴。

【主治】①偏头痛；②目赤肿痛，耳鸣，牙痛，面痛。

【针灸】向后平刺0.5~0.8寸。

*曲鬓穴　　清热止痛，活络通窍

【位置】在头部，耳前鬓角发际后缘的垂线与耳尖水平线交点处。

【主治】①偏头痛，颔颊肿；
②目赤肿痛，暴喑，牙关紧闭。

【针灸】向后平刺0.5~0.8寸，局部有胀重感。

【按摩】用食指或拇指指腹按揉30~50下。

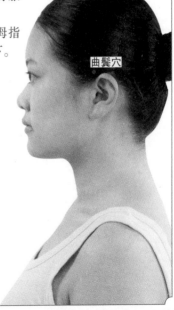

曲鬓穴

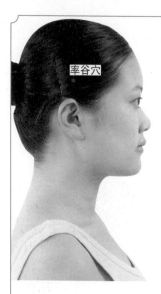

率谷穴

*率谷穴

平肝息风，通经活络

【位置】在头部，耳尖
直上入发际1.5寸处。

【快速定穴】角孙穴（见
第154页）直上2横
指处即是。

【主治】①偏正头痛，眩晕，耳鸣，耳聋；②小儿急、
慢惊风。

【针灸】平刺0.5~0.8寸，局部有胀重感，并可向上
方扩散。

【按摩】以拇指或食指、中指按揉20~30下，每
天3次。

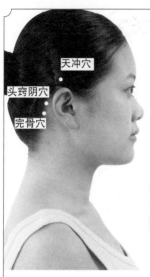

天冲穴

头窍阴穴

完骨穴

头窍阴穴

平肝镇痛，开窍聪耳

【位置】在头部，耳后乳突的后上方，天冲穴（耳根后缘直上入发际线3横指处）与完骨穴（见本页）连线的中1/3与下1/3交点处。

【主治】①耳聋，耳鸣；②头痛，颈项强痛，眩晕。

【针灸】平刺0.5~0.8寸。

*完骨穴 　通络宁神，祛风清热

【位置】在头部，耳后乳突（在耳后下方可摸到的一明显突起）的后下方凹陷处。

【主治】①失眠，头痛，颈项强直；②口㖞，牙痛，口噤不开，颊肿；③癫痫，疟疾。

【针灸】直刺0.5~0.8寸，局部酸胀感明显，易向周围扩散。

【按摩】用拇指指腹按揉20下左右。

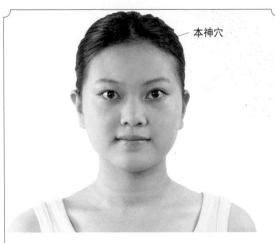

本神穴

* 本神穴 　祛风定惊，安神止痛

【位置】在头部，当前发际上 0.5 寸，神庭穴（见第208 页）旁开 3 寸，神庭穴与头维穴（见第 32 页）连线的内 2/3 与外 1/3 交点处。

【快速定穴】从外眼角直上入前发际缘半横指处。

【主治】①头痛，目眩，目赤肿痛；②癫痫，小儿惊风，中风昏迷。

【针灸】平刺 0.3~0.5 寸。

【按摩】用食指指腹按压 20 下左右。

【进阶精解】本神穴位于前额，近于眼部，"经脉所过，主治所及"，故本穴可主治头面及眼部病证。

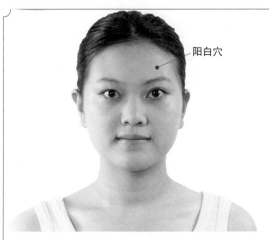

阳白穴

* 阳白穴　　清头明目，祛风泻热

【位置】在前额部，瞳孔直上，眉上1寸。

【快速定穴】正坐仰靠，直视前方，瞳孔直上，过眉1横指。

【主治】①头痛，眩晕；②视物模糊，目痛，眼睑下垂，面瘫。

【针灸】平刺0.5~0.8寸；可灸。寒则点刺出血或补之灸之，热则泻针出气。

【按摩】用食指指腹按揉2分钟。

【进阶精解】阳白穴位于前额，近于眼部，故可主治头面及眼部病证。

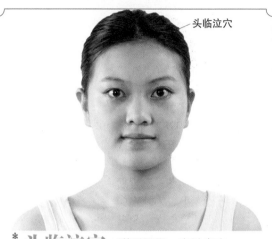

头临泣穴

＊头临泣穴　聪耳明目，安神定志

【位置】在头部，当瞳孔直上入前发际上 0.5 寸，神庭穴（见第 208 页）与头维穴（见第 32 页）连线的中点处。

【快速定穴】正坐仰靠，直视前方，瞳孔直上，入前发际半横指。

【主治】①头痛，目眩，泪流，鼻塞，鼻渊；②小儿惊风，癫痫。

【针灸】平刺 0.3~0.8 寸。

【按摩】用食指指腹按揉 2 分钟。

【进阶精解】治风眩，配阳谷穴、腕骨穴、申脉穴；治白翳，配肝俞穴；治中风昏迷、癫痫，配大椎穴、腰奇穴、水沟穴、十宣穴。

目窗穴

明目开窍，祛风定惊

【位置】在头部，前发际上 1.5 寸，头正中线旁开 2.25 寸。

【快速定穴】正坐，向前平视，自眉中点直上，入前发际 2 横指处。

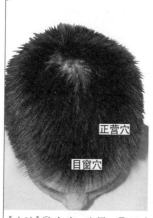

正营穴

目窗穴

【主治】①头痛，眩晕；②目赤肿痛，青盲，视物模糊，鼻塞；③小儿惊痫。

【针灸】平刺 0.5~0.8 寸，局部有酸胀感，或向周围扩散。

【按摩】用食指指腹按揉 2 分钟。

正营穴　　平肝明目，疏风止痛

【位置】在头部，前发际上 2.5 寸，头正中线旁开 2.25 寸。

【快速定穴】正坐或仰卧位，在目窗穴（见本页）后 1 横指处。

【主治】①头痛，项强，眩晕；②唇强，牙痛。

【针灸】平刺 0.5~0.8 寸。

*风池穴　平肝息风，祛风解毒

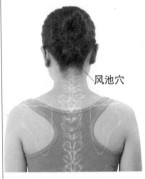

风池穴

【位置】在项部，枕骨之下，与风府穴相平，胸锁乳突肌与斜方肌上端之间的凹陷中。

【快速定穴】先摸到颈后的大筋（转头时，大筋更明显），在其两旁与耳垂相平处即是。

【主治】①头痛，眩晕，癫痫，中风；②目赤肿痛，视物模糊，鼻塞，鼻渊，耳鸣，咽喉肿痛；③感冒，热病；④颈项强痛。

【针灸】针尖微下，向鼻尖方向斜刺 0.5~0.8 寸，或平刺透风府。

【按摩】以拇指按压或上下推压此穴 3 分钟。

【进阶精解】风池穴为足少阳、阳维脉交会穴，而阳维脉维系诸阳经，主一身之表。又足少阳经和足厥阴经相表里，肝胆内寄相火，为"风木之脏"，极易化火动风。此穴的治疗特点是既治外风又治内风引起的各种病证。

*肩井穴　祛风清热，活络消肿

【位置】在肩上，前直乳中，大椎穴（见第 202 页）与肩峰端连线的中点。

【快速定穴】先找到大椎穴（见第 202 页），再找到肩峰端，两者连线的中点即是，向前直下正对乳头。

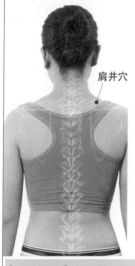

肩井穴

【主治】①头痛，眩晕；②颈项强痛，肩背疼痛，上肢不遂；③瘰疬；④乳痈，乳汁不足，难产，乳汁不下。

【针灸】直刺 0.5~0.8 寸，孕妇禁针；可灸。

【按摩】以拇指与其余四指相对，拿捏 15 下，每天 3 次。

【进阶精解】足少阳之筋"上走腋前廉，系于膺乳"，故用于治疗乳痈、乳癖、乳汁少。肩井穴为足少阳经与阳维脉交会穴，通一身之阳，调理气机，疏利肝胆而主难产、胞衣不下、瘰疬诸症；根据经脉循行，此穴还可用于颈项肩背痛等。

*日月穴 利胆疏肝，降逆和胃

【位置】在胸部，第7肋间隙中，前正中线旁开4寸。

【快速定穴】仰卧位，自乳头垂直向下推三个肋间隙，按压有酸胀感处。

【主治】胃脘疼痛，呕吐，吞酸，呃逆，腹胀，多唾，黄疸，胁肋胀满疼痛，善太息，善悲。

【针灸】沿肋骨间隙向外斜刺或平刺0.5~0.8寸，局部有酸重胀感，向四周放散；可灸。右侧穴下为胆囊底部所在，故针刺时注意掌握针刺的角度、深度。

【按摩】食指和中指并拢，用指腹按压20~30下。

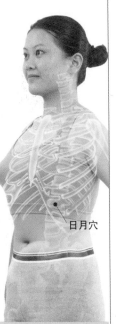

日月穴

【进阶精解】足少阳经下胸中，贯膈，络肝，属胆，循胸，过季胁，日月穴又为胆之募穴，因此可和胃降逆、疏肝利胆，主治肝胆病、胃病。

170

京门穴 健脾通淋，温阳益肾

【位置】在侧腰部，章门穴后1.8寸，第12肋骨游离端的下方。

【快速定穴】章门穴（见第192页）后两横指处。

【主治】①腹泻，肠鸣，腹胀，呕吐；②小便不利，水肿；③腰痛，胁痛。

【针灸】斜刺0.5~0.8寸；可灸。

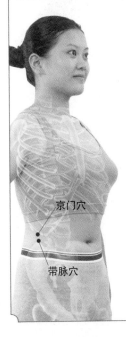

京门穴

带脉穴

带脉穴

健肝理气，调经止带

【位置】在侧腹部，章门穴下1.8寸，第11肋骨游离端下方垂线与脐水平线的交点上。

【快速定穴】腋中线与肚脐水平线相交处。

【主治】①月经不调，带下，阴挺，闭经，疝气，小腹痛；②胁痛，腰痛。

【针灸】直刺0.5~0.8寸；可灸。

五枢穴　　调经止带，调理下焦

【位置】在侧腹部，髂前上棘前方，横平脐下3寸处。

【快速定穴】从肚脐向下4横指处作水平线，与髂前上棘相交处即是。

【主治】①便秘，腹痛；②带下，阴挺，月经不调，疝气。

【针灸】直刺0.5~1.5寸；可灸。

维道穴

调理冲任，利水止痛

【位置】在侧腹部，髂前上棘前下方，五枢穴前0.5寸处。

【快速定穴】侧卧位，在五枢穴（见本页）前下半横指处取穴。

【主治】①肠痈，便秘，少腹痛；②带下，阴挺，月经不调。

【针灸】向前下方斜刺0.8~1.5寸；可灸。

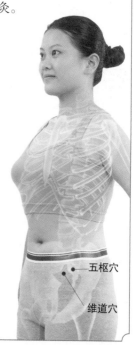

五枢穴

维道穴

居髎穴 通痹止痛，祛风解毒

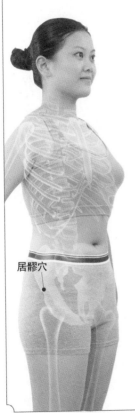

居髎穴

【位置】在髋部，髂前上棘与股骨大转子最凸点连线的中点处。

【快速定穴】侧卧，当髂前上棘与股骨大转子最高点之间连线的中点凹陷处。

【主治】①腰痛，下肢痿痹；②疝气。

【针灸】直刺或斜刺1.5~2寸；可灸。

* 环跳穴

祛风化湿，强健腰膝

【位置】在股外侧部，侧卧屈
股，股骨大转子最凸点与
骶管裂孔连线的外 1/3 与中
1/3 交点处。

【快速定穴】侧卧屈股，术者
以拇指掌指关节横纹压在患
者股骨大转子凸点上，指头
指向尾椎，拇指尖处即是。

【主治】下肢痿痹，半身不遂，
腰腿痛。

【针灸】直刺 2~2.5 寸；可灸。

【按摩】用两手拇指指端或者指
间关节按压 5 分钟。

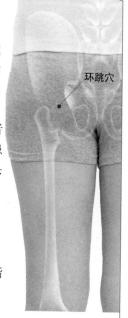

环跳穴

【进阶精解】环跳穴为足少阳经、足太阳经交会穴，
足太阳经分布于腰、臀及下肢的后面，足少阳经分
布于髋部和下肢外侧面，在经脉病候上，足太阳经"主
筋所生病"，足少阳经"主骨所生病"，筋和骨关
系着人体的运动，且环跳穴居髋部，为下肢运动之
枢纽，是治疗腰臀部和下肢疼痛、痿痹不遂的主穴。

*风市穴

疏利肝胆，通经活络

【位置】在大腿外侧部中线上，腘横纹上7寸。

【快速定穴】直立，两手自然下垂，中指指尖所指处即是。

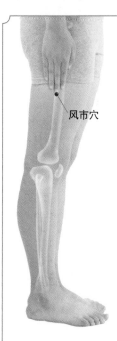

风市穴

【主治】①下肢痿痹，脚气；②遍身瘙痒。

【针灸】直刺1~2寸；可灸。

【按摩】以两手拇指指端用力按压5分钟。

【进阶精解】该穴以祛风见长，善治因风所致病证，该经脉又循行于下肢，所以可主治下肢痿痹、脚气。

中渎穴   疏通经络，祛风散寒

【位置】在大腿外侧，腘横纹上5寸，或风市穴下2寸，股外侧肌与股二头肌之间。

【快速定穴】先取风市穴（见第175页），再向下3横指处即是。

【主治】①下肢痿痹，半身不遂；②脚气。

【针灸】直刺1~1.5寸；可灸。

膝阳关穴

疏利关节，祛风化湿

【位置】在膝外侧，当阳陵泉穴上3寸，股骨外上髁上方的凹陷处。

【快速定穴】直立，阳陵泉穴（见第177页）直上4横指处即是。

【主治】①半身不遂，膝腘肿痛挛急，小腿麻木；②脚气。

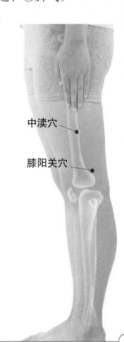

中渎穴

膝阳关穴

*阳陵泉穴　清热利胆，舒筋活络

【位置】在小腿外侧，腓骨小头前下方凹陷中。

【快速定穴】正坐屈膝垂足，在腓骨小头前下方凹陷中。

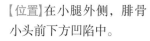

阳陵泉穴

【主治】①口苦，黄疸，呕吐，胁肋疼痛；②下肢痿痹，膝膑肿痛，肩痛，脚气；③小儿惊风。

【针灸】直刺或斜向下刺 1~1.5 寸；可灸。

【按摩】用拇指指腹按压 3~5 分钟。

【进阶精解】阳陵泉穴是胆腑的"下合穴""合治内腑"，故可疏调肝胆、降逆止呕，治疗肝胆病；该经脉循行于下肢，且本穴为八会穴之"筋会"，故可强筋骨、通经络，治疗经筋病。

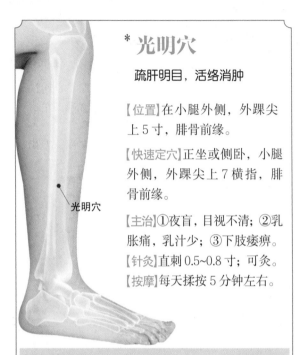

光明穴

＊ 光明穴

疏肝明目，活络消肿

【位置】在小腿外侧，外踝尖上5寸，腓骨前缘。

【快速定穴】正坐或侧卧，小腿外侧，外踝尖上7横指，腓骨前缘。

【主治】①夜盲，目视不清；②乳胀痛，乳汁少；③下肢痿痹。

【针灸】直刺0.5~0.8寸；可灸。

【按摩】每天揉按5分钟左右。

【进阶精解】光明穴是主治眼病的要穴，以使眼恢复光明而得名。足少阳经循行于下肢，光明穴为本经络穴，别走足厥阴肝经，肝主筋，因此对于筋脉失养引起的下肢痿痹，光明穴可治之。

乳房胀痛、乳汁不足多因肝血亏虚或肝气郁结所致，光明穴为胆经络穴，胆之经筋系于膺乳，又肝主藏血、主疏泄，所以取光明穴。

阳辅穴

清热散风，疏通经络

【位置】在小腿外侧，外踝尖上4寸，腓骨前缘稍前方。

【快速定穴】侧卧或正坐，腘横纹至外踝尖连线的上3/4与下1/4交点，腓骨前缘稍前方取穴。

【主治】①偏头痛，目外眦痛，咽喉肿痛；②腋下肿痛，胸胁胀痛，瘰疬；③下肢痿痹，脚气；④恶寒发热。

【针灸】直刺0.5~0.8寸。

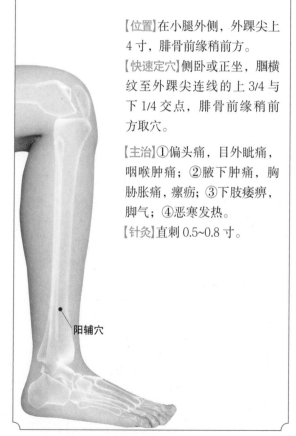

阳辅穴

*悬钟穴　平肝息风，疏肝益肾

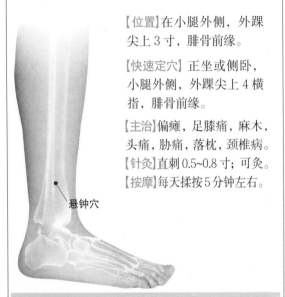

【位置】在小腿外侧，外踝尖上3寸，腓骨前缘。

【快速定穴】正坐或侧卧，小腿外侧，外踝尖上4横指，腓骨前缘。

【主治】偏瘫，足膝痛，麻木，头痛，胁痛，落枕，颈椎病。

【针灸】直刺0.5~0.8寸；可灸。

【按摩】每天揉按5分钟左右。

悬钟穴

【进阶精解】悬钟穴为八会穴之"髓会"，脑为髓海，且胆经循行于颞侧部，故主治偏头痛；足少阳经循颈项，过胸胁，其经别上夹咽，故悬钟穴可治疗颈项、胸胁、咽喉部位疾病。

足少阳经行于下肢，悬钟穴位于外踝之上，既可治气血不足、筋脉失养之下肢痿痹、半身不遂，又可疏通少阳经气、散寒祛湿而治疗脚气。

* 丘墟穴　健脾利湿，泄热退黄

【位置】在外踝前下方，趾长伸肌腱（脚掌用力背伸时明显可见）的外侧凹陷中。

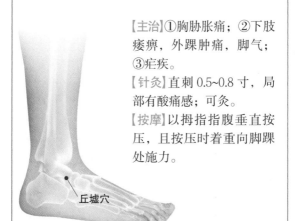

【主治】①胸胁胀痛；②下肢痿痹，外踝肿痛，脚气；③疟疾。

【针灸】直刺0.5~0.8寸，局部有酸痛感；可灸。

【按摩】以拇指指腹垂直按压，且按压时着重向脚踝处施力。

丘墟穴

【进阶精解】足少阳之脉从缺盆下腋，循胸，过季胁，下合髀厌中，以下循髀阳，出膝外廉，下外辅骨之前，直下抵绝骨之端，故主治胸胁胀痛、下肢痿痹。

丘墟穴当外踝部，主治外踝肿痛；丘墟穴是胆经的原穴，故可主治邪入少阳半表半里之疟疾。

*足临泣穴 疏肝息风，化痰消肿

【位置】在足背外侧，第4跖趾关节后方，小趾伸肌腱外侧凹陷中。

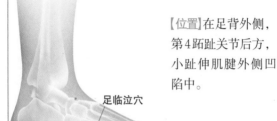

足临泣穴

【快速定穴】正坐垂足，于第4、第5跖骨底前方，小趾伸肌腱外侧凹陷处即是。

【主治】①偏头痛，目眩，目涩，目赤肿痛；②乳痈，乳胀，月经不调；③胸胁疼痛，足跗肿痛；④瘰疬；⑤疟疾。

【针灸】直刺0.5~0.8寸；可灸。

【按摩】一边吐气一边强压6秒，重复20下即可。

【进阶精解】足临泣穴为胆经输穴，"荥输治外经"，故用于肝胆风热上扰所致头面五官病及经脉循行所过部位的病证；胆之经筋系于膺乳，又肝主疏泄，故此穴可疏肝气、通乳络而消胀止痛；足临泣穴为八脉交会穴之一，通于带脉，故善调带脉而治疗妇科病证。

地五会穴　　疏肝理气，通经活络

【位置】在足背外侧，第4、第5跖骨之间，第4跖趾关节近端凹陷中。

【主治】①头痛，目赤，耳鸣；②乳胀，乳痈；③胸胁胀痛，足跗肿痛。

【针灸】直刺或斜刺0.5~0.8寸。

侠溪穴

平肝息风，消肿止痛

【位置】在足背外侧，当第4、第5趾间，趾蹼缘后方赤白肉际处。

【主治】①头痛，眩晕，耳鸣，耳聋；②胸胁肿痛，乳痈；③热病。

【针灸】直刺或斜刺0.3~0.5寸；可灸。

地五会穴　　　侠溪穴

*足窍阴穴 祛风止痛，通经活络

【位置】在足趾，第4趾末节外侧，趾甲角旁约0.1寸。

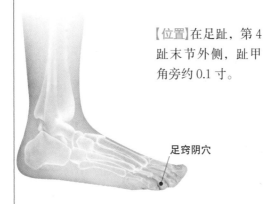

足窍阴穴

【主治】①头痛，目赤肿痛，耳鸣，耳聋，咽喉肿痛；②多梦，失眠；③胁痛，足趾肿痛；④热病。

【针灸】浅刺0.1寸，或点刺出血；可灸。

【按摩】用拇指指尖掐按。

【进阶精解】足窍阴穴为胆经"井穴"，具有清热、安神的特点，主治热病、神志病等。

　　配头维穴、太阳穴，有祛风止痛的作用，主治偏头痛；配翳风穴、听会穴、外关穴，有清热泻火、通经活络聪耳的作用，主治耳鸣、耳聋；配少商穴、商阳穴，有清热利咽的作用，主治喉痹。

足厥阴肝经

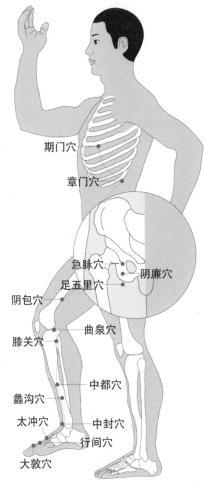

期门穴
章门穴
急脉穴
阴廉穴
足五里穴
阴包穴
曲泉穴
膝关穴
中都穴
蠡沟穴
中封穴
太冲穴
行间穴
大敦穴

*大敦穴 回阳救逆，调经通淋

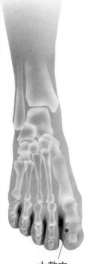

大敦穴

【位置】在足大趾末节外侧，趾甲角旁约 0.1 寸。

【主治】①疝气，少腹痛；②遗尿，癃闭，五淋，尿血；③月经不调，崩漏，阴中痛，阴挺；④癫痫，善寐。

【针灸】斜刺 0.1~0.2 寸，或点刺出血；可灸。

【按摩】吸气，按住大敦穴 6 秒左右，松开的同时呼气，反复 5~6 下。

【进阶精解】足厥阴肝经与前阴病关系密切，大敦穴为肝经井穴，有调理气机、清泻湿热、疏通经络的作用，是主治前阴病的主穴。

肝藏血，主疏泄，性喜条达，妇女以血为用，肝失疏泄，失于藏血，可导致月经不调、经闭、崩漏等，大敦穴疏肝解郁、调理气机，可用于治疗肝郁气滞引起的妇科疾病。

186

*行间穴　清肝泻热，凉血安神

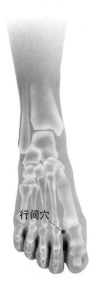

行间穴

【位置】在足背，第1、第2
趾间，趾蹼缘的后方赤白
肉际处。

【主治】①癫痫，中风；②头
痛，眩晕，目赤肿痛，青盲，
口喎；③疝气，痛经，崩漏，
带下，月经不调，阴中痛；
④遗尿，癃闭，五淋；⑤胸
胁满痛；⑥下肢内侧痛，
足趾肿痛。

【针灸】斜刺0.5~0.8寸；可灸。

【按摩】用拇指腹按压50下左右。

【进阶精解】行间穴为本经荥穴，"荥输治外经""荥
主身热"，故此穴可主治肝阳上亢或肝火上炎所致
头面五官病。

　　肝经"荥"穴配五行属火，故取之既可疏肝解
郁、调气和血，又可清泻肝胆、平肝息风，治疗肝病、
神志病、前阴病和妇科病。

*太冲穴   平肝泻热，调理气机

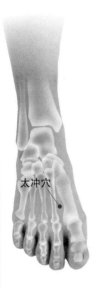

太冲穴

【位置】在足背，第1跖骨间隙的后方凹陷中。

【快速定穴】沿第1、第2趾间纹向足背上推，可感到一凹陷处，即为此穴。

【主治】①小儿惊风，癫狂痫，中风；②下肢肌肉萎缩、麻痹；③头痛，眩晕，目赤肿痛，口㖞，咽痛；④月经不调，痛经，经闭，崩漏，带下；⑤胁痛，腹胀，呃逆，黄疸；⑥无尿，遗尿；⑦足趾肿痛。

【针灸】直刺0.5~0.8寸；可灸。

【按摩】以拇指指端掐按3分钟。

【进阶精解】太冲穴是本经的原穴，是脏腑原气经过和留止的部位。根据"经脉所过，主治所及"的原理，太冲穴的主要功能是调节肝脏和肝经的虚实，既可用于肝阳上亢、肝胆火旺或肝风内动引起的肝经实证，也可治疗肝血亏虚、肝阴不足导致的各种虚证。

*中封穴　清泄肝胆，通利下焦

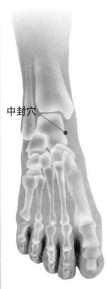

中封穴

【位置】在足背，内踝前，商丘穴与解溪穴连线之间，胫骨前肌腱的内侧凹陷中。

【快速定穴】足背屈，足背可见一大筋，其内侧、内踝前下方凹陷处即是。

【主治】①遗精，疝气，小便不利；②腰痛，少腹痛，内踝肿痛。

【针灸】平刺 0.5~0.8 寸；可灸。

【按摩】以拇指指端按揉 20 下。

【进阶精解】中封穴为足厥阴肝经的经穴，肝为将军之官，按摩太冲穴可疏解肝气，对肝气不舒所致诸疾有治疗作用。

*蠡沟穴 疏肝理气，调经止带

【位置】在小腿内侧，内踝尖上 5 寸，胫骨内侧面的中央。

【快速定穴】正坐或仰卧，在内踝尖垂直向上 7 横指，在胫骨内侧面的中央。

【主治】①月经不调，赤白带下，阴挺，阴痒；②疝气，小便不利，睾丸肿痛。

【针灸】平刺 0.5~0.8 寸；可灸。

【按摩】以拇指指腹端按压，做环状运动，5 分钟。

中都穴

蠡沟穴

中都穴 疏肝理气，调经止血

【位置】在小腿内侧，足内踝尖上 7 寸，胫骨内侧面的中央。

【快速定穴】蠡沟穴（本页）向上 3 横指，胫骨内侧面中央。

【主治】①疝气，小腹痛；②崩漏，恶露不净。

【进阶精解】蠡沟穴为肝经的"络穴"，不仅能治本经病，也能治相表里经脉的病证。

膝关穴　散风祛湿，疏通关节

【位置】在小腿内侧，胫骨内侧髁的后下方，阴陵泉穴后1寸，腓肠肌内侧头的上部。

【快速定穴】屈膝，先找到阴陵泉穴（见第56页），其向后一横指，可触及一凹陷处。

【主治】下肢痿痹，膝部肿痛。

＊曲泉穴　清利湿热，通调下焦

曲泉穴

膝关穴

【位置】在膝内侧，屈膝，当膝关节内侧面横纹内侧端，股骨内侧髁后沿，半腱肌、半膜肌止端前缘的凹陷处。

【快速定穴】屈膝，膝内侧横纹端凹陷处取穴。

【主治】①月经不调，痛经，带下，阴痒，产后腹痛；②遗精，阳痿，小便不利；③下肢痿痹，膝腘肿痛。

【针灸】直刺1~1.5寸，局部有酸胀感，可扩散至膝关节；可灸。

【按摩】用拇指按压，左右旋按20下。

【进阶精解】曲泉穴为足厥阴肝经的合穴，是肝经气血的会合之处，故对肝胆诸疾有治疗作用。

*章门穴

疏肝健脾，理气散结

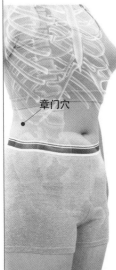

章门穴

【位置】在侧腹部，第11肋游离端下方。

【快速定穴】侧卧，在腋中线上，上肢屈肘于胸壁侧方夹紧时肘尖所指处即是。

【主治】①腹胀，腹痛，肠鸣，腹泻，呕吐；②胁痛，黄疸，痞块，小儿疳积。

【针灸】斜刺0.5~0.8寸；可灸。

【按摩】用拇指指腹或指间关节向下按压，并做环状按摩，持续2分钟。

【进阶精解】本穴为脾之募穴，八会穴之脏会，还是肝经与胆经的交会穴。足厥阴经行于此，与五脏之气盛会，为脏气出入的门户，是主治脏病的要穴。所以具有疏肝理气、健脾和胃的作用，主治肝胆疾患和脾胃病。

*期门穴 健脾疏肝，理气活血

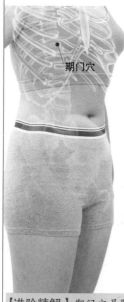

期门穴

【位置】在胸部，乳头直下，第 6 肋间隙，前正中线旁开 4 寸。

【快速定穴】仰卧，自乳头垂直向下推 2 个肋间隙，按压有酸胀感处。

【主治】①胁肋胀痛，乳痈；②腹胀，呕吐，呃逆，腹泻，吞酸。

【针灸】斜刺或平刺 0.5~0.8 寸；可灸。

【按摩】用拇指指腹或指间关节向下按压，并做环状按摩，持续 2 分钟。

【进阶精解】期门穴是肝之募穴，又是足厥阴经、足太阴经、阴维脉的交会穴，所以不仅具有调节脏腑功能、治疗肝病的作用，而且还能治疗所交会经脉的疾病。

且足厥阴肝经"抵小腹，夹胃，属肝，络胆，上贯膈，布胸胁"，故期门穴可疏肝理气、健脾和胃，治疗肝气郁结、失于疏泄导致的各种病证，以及脾胃病证、经脉循行部位病证。

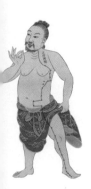
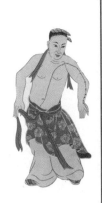
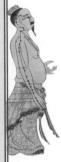

奇经八脉

督
脉

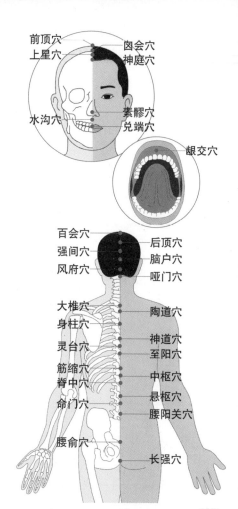

前顶穴
上星穴
囟会穴
神庭穴
水沟穴
素髎穴
兑端穴

龈交穴

百会穴
强间穴
风府穴
后顶穴
脑户穴
哑门穴
大椎穴
身柱穴
灵台穴
筋缩穴
脊中穴
命门穴
陶道穴
神道穴
至阳穴
中枢穴
悬枢穴
腰阳关穴
腰俞穴
长强穴

*长强穴 清热通便，活血化瘀

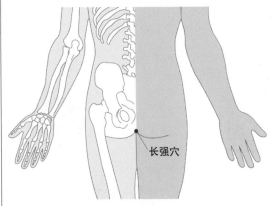

长强穴

【位置】尾骨端下方，尾骨端与肛门连线的中点处。

【主治】①痔，便血，便秘，泄泻；②癫狂痫，抽风；③腰痛，尾骶骨痛。

【针灸】斜刺，针尖向上与骶骨平行刺入 0.5~1 寸；不得刺穿直肠，以防感染，不灸。

【按摩】以食指、中指指端按揉 30~50 下。

【进阶精解】督脉夹脊而行，为诸阳脉之长，"入属于脑"，长强穴为督脉络穴，故既可治疗局部病变，又能治疗脑部及神志疾病。

腰俞穴 补益强腰，益气升提

【位置】在骶区，后正中线上，正对骶管裂孔。

【主治】①腰脊强痛，下肢痿痹；②月经不调，闭经；③腹泻，痢疾，便血，便秘，痔，脱肛；④癫痫。

【针灸】向上斜刺0.5~1寸；可灸。

*腰阳关穴 消肿止痛，活血通络

【位置】在腰部，第4腰椎棘突下凹陷中，后正中线上。

【快速定穴】两侧髂前上棘连线与脊柱交点处，可触及一凹陷处。

【主治】①腰骶疼痛，下肢痿痹；②月经不调，遗精，阳痿。

【针灸】稍向上斜刺0.5~1寸；可灸。

【按摩】以食指、中指指端按压3~5分钟。

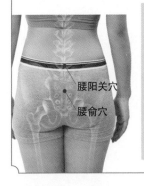

腰阳关穴
腰俞穴

【进阶精解】督脉为"阳脉之海"，诸阳经与其会合，足三阳经皆循行于下肢，腰阳关穴又位于腰部，可治疗腰骶痛、下肢痿痹。督脉贯脊属肾，肾藏精，主生殖，腰阳关穴又临近命门，故可调补肾气，治疗妇科病及男性病。

*命门穴 强肾固本，温肾壮阳

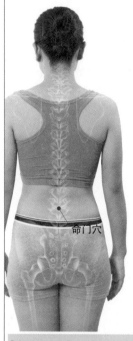

命门穴

【位置】在腰部，第2腰椎棘突下凹陷中，后正中线上。

【快速定穴】肚脐水平线与后正中线交点处，按压有凹陷处即是。

【主治】①腰痛，下肢痿痹；②早泄，阳痿，遗精，月经不调，赤白带下，遗尿，尿频；③泄泻。

【针灸】直刺0.5~0.8寸；可灸。

【按摩】手心对搓发热，紧贴命门穴，上下用力摩擦，每次50下，再将手心搓热继续摩擦，共计200下。

【进阶精解】本穴在第2腰椎棘突下，两肾之间，有"元气之根本、生命之门户"之说，故有补肾壮阳之效，主治各种肾虚证。

督脉入属于脑，"脑为元神之府"，因而此穴可治疗神志病。

198

中枢穴   清热止痛，退黄止呕

【位置】在背部，第10胸椎棘突下凹陷中，后正中线上。

【快速定穴】两侧肩胛下角连线与后正中线相交处，向下推3个椎体，其下缘凹陷处即是。

【主治】①腰脊强痛；②胃痛，腹满，呕吐，黄疸。

【针灸】斜刺0.5~1寸；可灸。

筋缩穴

壮阳益气，解痉舒筋

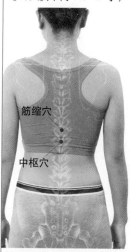

筋缩穴

中枢穴

【位置】在背部，第9胸椎棘突下凹陷中，后正中线上。

【快速定穴】从中枢穴（见本页）向上推一个椎体的凹陷处。

【主治】①抽搐，脊强，背痛，四肢不收，筋挛拘急；②胃痛，黄疸；③癫狂痫。

【针灸】稍向上斜刺0.5~1寸；可灸。

【进阶精解】本穴在第9胸椎棘突下，位于两肝俞之间，肝胆为风木之脏，肝主筋，故本穴善治肝风内动、筋脉挛缩之病证，也可治疗肝胃不和之胃痛、湿郁肝胆之黄疸以及经脉循行部位疾病。

*至阳穴

补益肾气，宣肺定喘

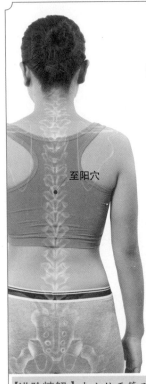

至阳穴

【位置】在背部，第7胸椎棘突下凹陷中，后正中线上。

【快速定穴】两侧肩胛下角连线与后正中线相交处椎体处，其下缘凹陷处即是。

【主治】①腰背疼痛，脊强；②咳嗽，气喘；③胸胁胀满，黄疸。

【针灸】斜刺0.5~1寸，局部有酸胀感，或向下背或前胸放散；可灸。

【按摩】以食指、中指指端用力按压3~5分钟。

【进阶精解】本穴位于第7胸椎棘突下，正当横膈部位，上可宽胸理气，治疗肺病，下可疏肝利胆，治疗肝胆疾患，为"退黄"要穴，临床上主要用于治疗急、慢性黄疸性肝炎。

督脉并行脊中，故可治疗脊强、腰背痛。

身柱穴　　清热止痛，活血通络

【位置】在背部，第3胸椎棘突下凹陷中，后正中线上。

【快速定穴】大椎穴（见第202页）向下推3个椎体的凹陷处。

【主治】①身热头痛，咳嗽，气喘；②腰脊强痛；③疔疮发背；④惊厥，癫狂痫。

【针灸】斜刺0.5~1寸；可灸。

陶道穴

清热止痛，活血通络

【位置】在背部，第1胸椎棘突下凹陷中，后正中线上。

【快速定穴】大椎穴（见第202页）向下推1个椎体的凹陷处。

【主治】①脊强；②发热恶寒，咳嗽，热病，气喘，疟疾，骨蒸盗汗；③癫狂。

【针灸】斜刺0.5~1寸；可灸。

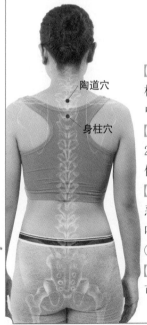

陶道穴

身柱穴

* 大椎穴

清热止痛，活血通络

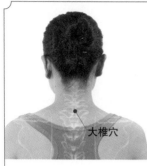

大椎穴

【位置】在颈脊柱区，第7颈椎棘突下凹陷中，后正中线上。

【快速定穴】低头，项背交界最高处椎体，其下缘凹陷处即是。

【主治】①项强，脊痛；②恶寒发热，咳嗽，气喘，热病，骨蒸盗汗，疟疾；③胸痛；④癫狂痫，小儿惊风；⑤风疹，痤疮。

【针灸】稍向上斜刺0.5~1寸；可灸。针刺时若出现触电感向四肢放射，应立即退针，否则会伤及脊髓。

【按摩】以拇指指端用力按压3~5分钟。

【进阶精解】大椎穴为"诸阳之会"，阳主表，取之通阳解表，是退热、治疗外感病的要穴；督脉与手足三阳经交会于大椎穴，取之既可助少阳之枢，又能启太阳之闭，从而和解少阳、驱邪外出，是治疗疟疾的常用穴。

大椎穴位于背部，邻居心肺，可宣调肺气，治疗咳喘气逆；督脉行于项背，而大椎穴位于项部，可通调经气，治疗项强、角弓反张等。

*哑门穴 活血通络

【位置】在项后区,后发际正中直上 0.5 寸(半横指),第 1 颈椎下。

【主治】①头重,头痛,颈项强急;②暴喑,舌缓不语,中风;③癔症,癫狂痫。

【针灸】直刺或向下斜刺 0.5~0.8 寸;禁灸。哑门穴为治哑要穴,但针之不当又可致哑。故针刺时必须注意针尖的方向和针刺的深度,切不可向前上方深刺,以免伤及延髓。

【按摩】以拇指指腹按揉 3~5 分钟。

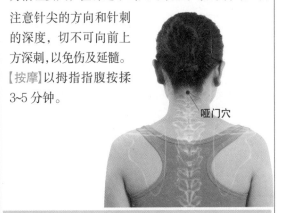

哑门穴

【进阶精解】本穴是督脉与阳维脉的交会穴,又为回阳九针穴(治疗阳气脱绝的九个要穴)之一,可治疗喑哑失语、神志病和督脉循行所过部位疾病,是主治喑哑失语的常用穴。

*风府穴 祛风止痛，活血通络

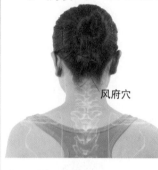

风府穴

【位置】在项后区，枕外隆凸直下，后发际正中直上1寸，两侧斜方肌之间的凹陷处。

【快速定穴】沿脊柱向上，入后发际1横指处。

【主治】①颈项强痛，头痛，眩晕；②咽喉肿痛，失喑，目痛，鼻出血；③中风，癫狂痫，癔症。

【针灸】伏案正坐位，使头微前倾，项肌放松，向下颌方向缓慢刺入0.5~1寸；禁灸。应严格掌握进针的深度、方向，以免刺入枕骨大孔，误伤延髓，若出现触电感向四肢放射，应立即退针。禁止向前上方深刺、提插、捻转，手法宜慎。

【按摩】以拇指指端用力按压3~5分钟。

【进阶精解】风府穴是督脉、阳维脉之交会穴，临床为祛风要穴，善治内、外风。外感风寒引起的头痛项强、背痛，或外感风热所致的头面五官诸疾，均可取风府穴疏风解表以治之。

　　本穴有醒脑开窍、息风宁神的作用，故可治疗肝风内动、上扰神明之癫狂痫、中风。

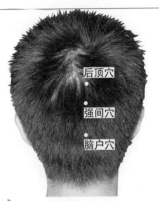

后顶穴

强间穴

脑户穴

脑户穴　行气散结，消肿止痛

【位置】在头部，风府穴（见第204页）上1.5寸（约2横指），枕外隆凸的上缘凹陷中。

【主治】①头晕，项强；②癫痫；③失音。

【针灸】平刺0.5~0.8寸。

强间穴　祛风通结，清窍止痛

【位置】在头部，后发际正中直上4寸。

【主治】①项强，目眩；②癫狂，头痛。

【针灸】平刺0.5~0.8寸。

后顶穴　清头明目，活血化瘀

【位置】在头部，后发际正中直上5.5寸。

【主治】①头痛，眩晕；②癫狂。

【针灸】平刺0.5~0.8寸。

*百会穴 祛风通结，清脑宁神

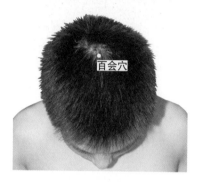

百会穴

【位置】在头部，前发际正中直上5寸，即耳尖直上，头顶正中。

【主治】①头痛，头风，眩晕，耳鸣；②惊悸，失眠，健忘；③中风，痴呆，癫狂痫，癔症，抽风；④脱肛，阴挺，腹泻。

【针灸】平刺0.5~0.8寸；可灸。

【按摩】以食指、中指按揉3~5分钟。

【进阶精解】百会穴是督脉与足太阳经交会穴。本穴是治疗督脉病、神志病，以及肝阳上亢、肝风上扰和风热上攻所致头部疾患的要穴。

督脉为"阳脉之海"，百会穴又位于头顶部，可升提阳气，此穴也是治疗气虚下陷之证的常用穴。

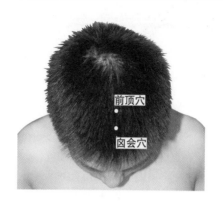

前顶穴
囟会穴

前顶穴　　通鼻开窍，清热通络

【位置】在头部，前发际正中直上 3.5 寸。

【主治】中风，头痛，眩晕，鼻渊，癫痫。

【针灸】平刺 0.3~0.5 寸。

囟会穴　　平肝息风，开窍醒神

【位置】在头部，前发际正中直上 2 寸（3 横指）。

【主治】头痛，目眩，鼻渊，癫痫。

【针灸】平刺 0.3~0.5 寸。

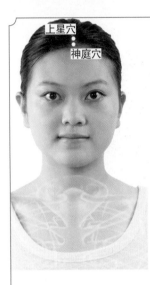

上星穴
神庭穴

* 上星穴

息风清热，通鼻开窍

【位置】在头部，前发际正中直上1寸（1横指）。

【主治】①头痛，目痛，鼻衄，鼻渊；②热病，疟疾；③癫狂。

【针灸】平刺0.5~0.8寸，局部有酸胀感；可灸。

【按摩】以食指、中指或四指并拢，按揉3~5分钟。

* 神庭穴　清头明目，降逆平喘

【位置】在头部，额前发际正中直上0.5寸（约半横指）。

【主治】①癫狂痫，中风；②头痛，目眩，失眠，惊悸；③鼻渊，鼻衄，目赤，目翳。

【针灸】平刺0.3~0.5寸；可灸。

【按摩】以食指、中指或四指并拢，按揉3~5分钟。

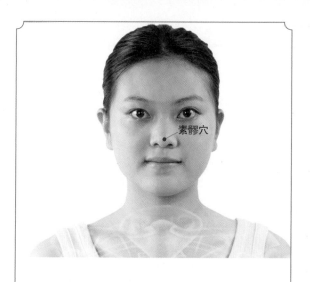
素髎穴

* 素髎穴　宣肺宁神，通鼻开窍

【位置】在面部，鼻尖的正中央。

【主治】①昏迷，惊厥，新生儿窒息；②鼻渊，鼻衄，喘息。

【针灸】向上斜刺 0.3~0.5 寸；或点刺出血；禁灸。

【按摩】以食指或食指和中指并拢，按揉3~5分钟。

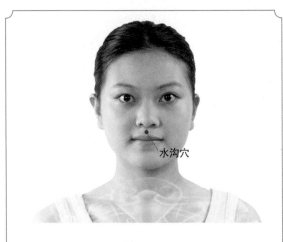

水沟穴

*水沟穴　舒经活血，开窍苏厥

【位置】在面部，人中沟上 1/3 与中 1/3 交点处。

【主治】①昏迷，昏厥，中暑，中风，癔症，癫狂痫，急慢惊风；②口歪，牙痛，鼻塞，鼻衄，面肿；③闪腰挫痛；④牙关紧闭。

【针灸】向上斜刺 0.2~0.5 寸，或用指甲掐按；可灸。

【按摩】用指甲掐按 30 秒。

【进阶精解】水沟穴又名人中穴，为临床常用急救要穴，用于各种急证，对晕厥、休克为首选穴位。

水沟穴位于口鼻之间，能沟通任、督脉经气以协调阴阳，督脉入属于脑，故此穴可开窍启闭、宁心安神。

任脉

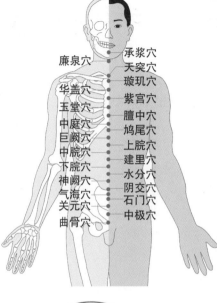

康泉穴
华盖穴
玉堂穴
中庭穴
巨阙穴
中脘穴
下脘穴
神阙穴
气海穴
关元穴
曲骨穴

承浆穴
天突穴
璇玑穴
紫宫穴
膻中穴
鸠尾穴
上脘穴
建里穴
水分穴
阴交穴
石门穴
中极穴

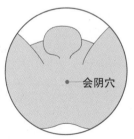

会阴穴

曲骨穴 通利小便，调经止痛

【位置】在下腹部，耻骨联合上缘的中点，前正中线上。

【主治】①小腹胀满，小便不利，遗尿；②遗精，阳痿；③月经不调，赤白带下，痛经。

【针灸】直刺 0.5~1 寸，内为膀胱，应在排尿后进行针刺；可灸。

*中极穴 温肾助阳，调经止痛

【位置】在下腹部，前正中线上，脐中下 4 寸（两个 3 横指）。

【主治】①小腹胀满，小便不利，遗尿；②遗精，阳痿；③月经不调，痛经，赤白带下。

【针灸】直刺 0.5~1.2 寸；可灸。对癃闭患者，应在排尿后针刺，以防损伤膀胱。孕妇禁用。

【按摩】以食指和中指并拢，用指腹按揉 3 分钟。

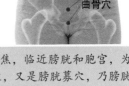

中极穴
曲骨穴

【进阶精解】本穴位于下焦，临近膀胱和胞宫，为任脉与足三阴之交会穴，又是膀胱募穴，乃膀胱经气聚集处，故膀胱腑病以及妇科病和男性病，多取本穴治疗。

*关元穴 通利小便、调经止痛

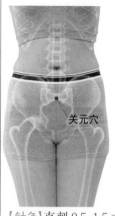

关元穴

【位置】在下腹部，前正中线上，脐中下3寸（4横指）。

【主治】①中风脱证，虚劳冷惫，羸瘦无力；②少腹疼痛，腹泻，痢疾，脱肛，疝气；③遗精，阳痿，早泄，尿闭，尿频；④月经不调，痛经，经闭，崩漏，带下。

【针灸】直刺0.5~1.5寸；可灸。对癃闭患者，应在排尿后针刺，以防损伤膀胱。孕妇慎用。

【按摩】以食指和中指并拢，用指腹按揉3分钟。

【进阶精解】关元穴位于脐中下3寸，当"肾间动气"之处。别名"丹田"，为保健要穴。关元穴为任脉与足三阴经的交会穴，又位于下焦，邻近膀胱和胞宫，故可治疗妇科病及男性病以及小便异常；关元穴又为小肠募穴，可泌别清浊、通利二便，治疗二阴病。

此穴还可培补元气、回阳救逆，治疗元阳虚衰证、中风脱证、羸瘦无力和因虚所致眩晕等虚劳之症。

石门穴　　益肾温阳，调经止痛

【位置】在下腹部，脐中下 2 寸（3 横指），前正中线上。

【主治】①腹痛，泄泻，痢疾；②小便不利，疝气，奔豚，水肿；③遗精，阳痿；④经闭，痛经，带下，崩漏。

【针灸】直刺 0.5~1 寸；可灸。孕妇慎用。

阴交穴

消炎止痛，调经止带

【位置】在下腹部，脐中下 1 寸（1 横指），前正中线上。

【主治】①泄泻，小便不利，腹胀，水肿；②月经不调，崩漏，带下。

【针灸】直刺 0.5~1 寸；可灸。

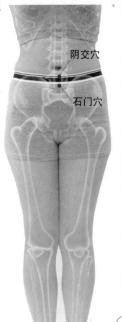

阴交穴

石门穴

*气海穴　　益气温阳，健脾调带

【位置】在下腹部，前正中线上，脐中下 1.5 寸（2 横指）。

【主治】①中风脱证，脏气衰惫，形体羸瘦，乏力；②腹痛，痢疾，泄泻，便秘；③小便不利，遗尿；④阳痿，遗精，滑精；⑤闭经，崩漏，月经不调，带下，阴挺；⑥水肿，气喘。

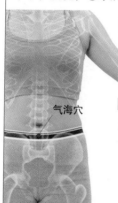

气海穴

【针灸】直刺 0.5~1.5 寸；可灸。膀胱充盈时，不宜向下斜刺过深，以防损伤膀胱。孕妇慎用。

【按摩】以食指和中指并拢，用指腹按揉 3 分钟。

【进阶精解】"气海"意为元气汇聚之处，故有补气、调气之功；该穴近于中焦，主要对肝、脾、肾三脏之气亏虚和真气不足所产生的气虚之证，具有一定的功效。《铜人腧穴针灸图经》说气海主治"脏气虚惫，真气不足，一切气疾久不差"，说明气海穴多主治与气虚有关的病证。

*神阙穴 益气回阳，健脾利水

【位置】在腹中部，脐中央。

【主治】①中风脱证，虚脱，形体神惫，尸厥，风痫；②腹痛，腹胀，泄泻，痢疾，便秘，脱肛；③水肿，臌胀，小便不利。

【针灸】禁针；宜灸，常用隔姜灸、隔盐灸，亦可用艾条灸。

【按摩】以食指和中指并拢，用指腹按揉3分钟。

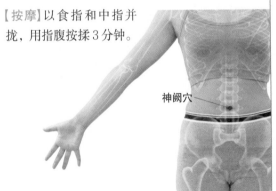

神阙穴

【进阶精解】神阙穴具有温阳救逆、开窍的作用，可用于中风脱证、四肢厥冷的治疗；神阙穴位于腹部中、下焦之枢，邻近胃肠，所以又有健脾和胃、理肠止泄之功，多用于腹痛、水肿、久泄、脱肛等的治疗；神阙穴属任脉，近于下焦，故可治疗小便不禁、产后尿闭、妇女不孕等。

水分穴   通利大便，利水消肿

【位置】在上腹部，脐中上1寸（1横指），前正中线上。

【主治】①腹痛，反胃，泄泻，吐食；②小便不利，水肿。

【针灸】直刺0.5~1寸；可灸。

*下脘穴

健脾和胃，降逆止呕

【位置】在上腹部，脐中上2寸（3横指），前正中线上。

【主治】①腹痛，腹胀，食后不化，呕吐，泄泻；②小儿疳积，痞块。

【针灸】直刺0.5~1寸，局部有酸胀感，或向四周扩散；可灸。

【按摩】食指和中指并拢，用指腹按揉3分钟。

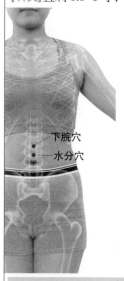

下脘穴
水分穴

【进阶精解】下脘穴意指任脉的上部经水在此向下而行，至本穴后则继续循脉而下行，如同流向下部的巨大空腔。此穴又为胃脘所在部位，故对胃脘、腹部疾病有治疗作用。

建里穴 和胃止呕，健脾利水

【位置】在上腹部，脐中上3寸（4横指），前正中线上。

【主治】①胃痛，呕吐，食欲缺乏；②腹胀，腹痛；③水肿。

【针灸】直刺0.5~1寸；可灸。

*中脘穴

和胃止呕，健脾安神

【位置】在上腹部，脐中上4寸（建里穴上1横指），前正中线上。

【主治】①胃痛，呕吐，吐酸，呕逆；②腹痛，腹胀，泄泻；③疳积，黄疸；④癫狂，失眠。

【针灸】直刺0.5~1寸；可灸。

【按摩】以食指和中指并拢，用指腹按揉3分钟。

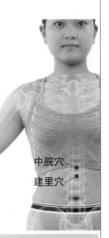

中脘穴

建里穴

【进阶精解】中脘穴是胃的募穴，又是任脉与足阳明胃经的交会穴，故有调理胃气、通达六腑的作用，是治疗胃病及其他腑病的主穴。可用于腹胀、肠鸣、泄泻、黄疸。

中脘穴是手太阳经、手少阳经、足阳明经三经与任脉的交会穴。手太阳经脉络于心，手少阳经脉散络心包，足阳明经别上通于心，心主神志，故此穴可治神志病。

上脘穴　健脾和胃，降逆止呕

【位置】在上腹部，脐中上 5 寸，前正中线上。

【主治】①胃痛，纳呆，腹胀，腹痛，呕吐，呕逆；②癫痫。

【针灸】直刺 0.5~1 寸；可灸。

巨阙穴　活血化瘀，理气宽中

【位置】在上腹部，脐中上 6 寸，前正中线上。

【主治】①胸闷，胸痛，心痛，心悸；②呕吐，腹胀；③癫狂痫。

【针灸】直刺 0.5~1 寸；可灸。

鸠尾穴

养心安神，降逆止呕

【位置】在上腹部，胸剑结合部下 1 寸，前正中线上。

【主治】①心痛，心悸，胸闷，胸痛；②呕吐，呃逆；③癫狂痫。

【针灸】斜向下刺 0.5~1 寸；可灸。

中庭穴

养心安神，理气宽胸

【位置】在胸部，胸剑结合部，前正中线上。

【主治】①胁肋胀满，噎膈，呕吐；②梅核气。

【针灸】平刺 0.3~0.5 寸；可灸。

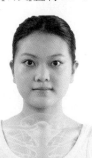

中庭穴

鸠尾穴

巨阙穴

上脘穴

*膻中穴　宽胸理气，调理心肺

【位置】在胸部，横平第4肋间，前正中线上，两乳头连线的中点。

【快速定穴】胸部前正中线上，胸剑结合部的凹陷处即是。

【主治】①咳嗽；②胸痛，心悸；③呕吐，噎膈，乳少。

【针灸】平刺0.3~0.5寸；可灸。

【按摩】以食指和中指并拢，用指腹按揉3分钟。

膻中穴

【进阶精解】膻中穴为气之会穴，又是心包募穴，位于胸部，临近心肺，因此具有宽胸理气、调理心肺、行气活血的作用，可用于治疗心、肺及胸部疾病；膻中穴近乳房，对局部有行气、活血、通络之功，故可治疗乳汁不足和乳痈。

*天突穴

理气宽胸，祛痰利咽

【位置】在颈前区，胸骨上窝中央，前正中线上。

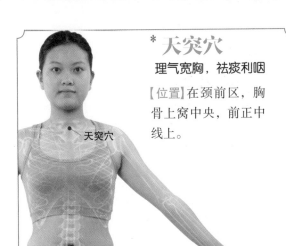

天突穴

【主治】①气喘，咳嗽，胸痛；
②咽喉肿痛，暴喑，瘿气，梅核气；③噎膈。
【针灸】先直刺进入皮下，然后将针尖转向下方，沿胸骨柄后方、气管前方缓缓刺入，深0.5~1.0寸，注意防止刺伤肺、气管、心血管；可灸。
【按摩】用食指指腹按揉。

【进阶精解】天突穴位于胸廓上口处，深部为肺系，具有宣肺降气、止咳平喘、化痰利咽之功，可用于治疗胸、肺、咽喉部疾病；胃气上逆则噎膈，取本穴理气降逆以治之；局部可治疗瘿气。

221

*廉泉穴 清音利喉，疏风泻热

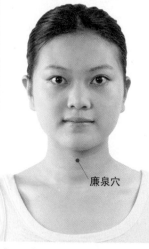

【位置】在颈部，喉结上方，舌骨上缘凹陷处，前正中线上。

廉泉穴

【主治】①舌下肿痛，暴喑，口舌生疮，喉痹，吞咽困难；②中风失语，舌强不语。

【针灸】向舌根方向刺入 0.5~0.8 寸，不留针；可灸。

【按摩】用食指按摩，力度要轻，或以拇指、食指提捏穴位皮肤。

【进阶精解】廉泉穴在舌根近于咽喉部，是任脉与阴维脉交会穴，任脉行咽喉，阴维脉上达咽喉与舌根，故此穴可清利咽喉、通调舌络，治疗口咽诸证。

*承浆穴　消肿止痛, 清热利舌

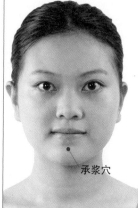

承浆穴

【位置】在面部, 颏唇沟的正中凹陷处。

【主治】①口喎, 唇龈肿痛, 流涎, 口舌生疮; ②暴喑, 癫狂。

【针灸】斜刺 0.3~0.5 寸; 可灸。

【按摩】用食指指腹按摩, 以有酸胀感为宜。

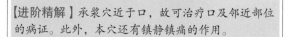

【进阶精解】承浆穴近于口, 故可治疗口及邻近部位的病证。此外, 本穴还有镇静镇痛的作用。

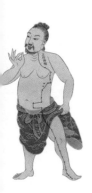
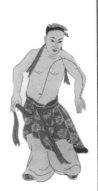

经外奇穴

头颈部奇穴

鱼腰穴

【位置】在额部，瞳孔直上，眉毛中。

【主治】①目赤肿痛，目翳，近视；②口眼㖞斜，眼睑瞤动，眼睑下垂。

【针灸】平刺 0.3~0.5 寸；禁灸。

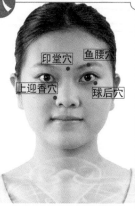

印堂穴
鱼腰穴
上迎香穴
球后穴

球后穴

【位置】在面部，眶下缘外 1/4 与内 3/4 交界处。

【主治】目疾。

【针灸】沿眶下缘从外下向内上，向视神经方向刺 0.5~1 寸。

上迎香穴

【位置】在面部，鼻翼软骨与鼻甲的交界处，近鼻唇沟上端处。

【主治】①鼻塞，鼻渊，鼻出血，鼻中息肉，鼻部疮疖；②头痛，暴发火眼，迎风流泪。

【针灸】向内上方斜刺 0.3~0.5 寸；可灸。

*印堂穴

【位置】在额部，两眉内侧端中间的凹陷中。

【主治】①头痛，眩晕，失眠；②鼻塞，鼻炎，鼻衄，眉棱骨痛，目痛；③小儿惊风。

【针灸】提捏进针，从上向下平刺 0.3~0.5 寸。

金津穴

【位置】在口腔内，舌下系带左侧的静脉上。

【主治】①舌强，舌肿，失语，口疮；②消渴，呕吐。

【针灸】点刺出血。

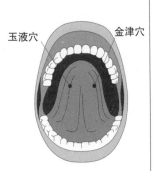

玉液穴　　　金津穴

玉液穴

【位置】在口腔内，舌下系带右侧的静脉上。

【主治】①舌强，舌肿，口疮，失语；②消渴，呕吐。

【针灸】点刺出血。

太阳穴

【位置】在颞部，眉梢与目外眦之间，向后约1横指凹陷中。

【主治】①目赤肿痛，目眩，目涩；②偏正头痛，口眼㖞斜，牙痛。

【针灸】直刺或斜刺0.3~0.5寸；或用三棱针点刺出血；禁灸。

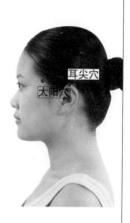

耳尖穴

【位置】在耳郭的上方，当折耳向前，耳郭上方的尖端处。

【主治】①目赤肿痛，目翳，睑腺炎（麦粒肿）；②咽喉肿痛，喉痹，颜面疔疮；③偏正头痛。

【针灸】直刺0.1~0.2寸，或用三棱针点刺出血；可灸。

四神聪穴

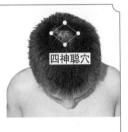
四神聪穴

【位置】在头顶部，百会穴（见第 206 页）前后左右各旁开 1 寸（1 横指），共 4 穴。

【主治】①失眠，健忘，癫狂痫；②头痛，头晕，目疾；③中风偏瘫。

【针灸】平刺 0.5~0.8 寸；可灸。

颈百劳穴

【位置】在颈部，第 7 颈椎棘突直上 2 寸，后正中线旁开 1 寸。

【主治】①颈项强痛；②骨蒸潮汗，盗汗，咳嗽，气喘。

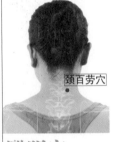
颈百劳穴

翳明穴

【位置】在项部，翳风穴（见第 153 页）后 1 寸。

【主治】①头痛，眩晕，失眠；②耳鸣，目疾。

【针灸】直刺 0.5~1 寸；可灸。

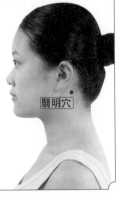
翳明穴

胸腹腰背部奇穴

子宫穴

【位置】在下腹部，脐中下4寸，前正中线旁开3寸（4横指）。

【主治】①子宫脱垂、月经不调、痛经、崩漏、阴挺等妇科疾病；②腰痛。

【针灸】直刺0.8~1.2寸。

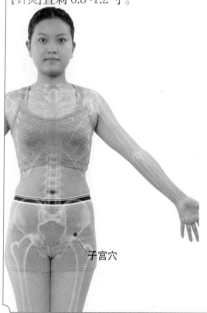

子宫穴

定喘穴

【位置】在背部，横平第7颈椎棘突下，后正中旁开0.5寸。

【主治】①落枕，肩背痛，上肢疾患；②哮喘，咳嗽。

【针灸】直刺0.5~0.8寸；可灸。

夹脊穴

【位置】在背部，第1胸椎至第5腰椎棘突下两侧，后正中线旁开0.5寸，一侧17穴。

【主治】①上胸部的穴位治疗心、肺、上肢疾病；②下胸部的穴位治疗胃肠疾病；③腰段穴位主治腰、腹及下肢疾病。

【针灸】直刺0.3~0.5寸，或用梅花针叩刺；可灸。

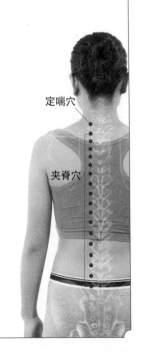

定喘穴

夹脊穴

腰眼穴

【位置】在腰部，横平第4腰椎棘突下，后正中线旁开约3.5寸凹陷中。

【主治】①腰痛；②月经不调，带下；③虚劳。

【针灸】直刺1~1.5寸；可灸。

十七椎穴

【位置】在腰部，第5腰椎棘突下凹陷中。

【主治】①腰骶痛，下肢瘫痪；②痛经，崩漏，月经不调，带下；③小便不利，遗尿。

【针灸】直刺0.5~1寸；可灸。

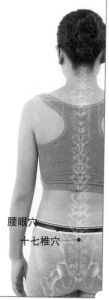

腰眼穴

十七椎穴

四肢部奇穴

二白穴

【位置】在前臂掌侧，腕掌侧横纹上4寸，桡侧腕屈肌腱的两侧，一臂2穴。

【主治】①痔，脱肛；②前臂痛，胸胁痛。

【针灸】直刺0.5~0.8寸；可灸。

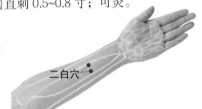

二白穴

中泉穴

【位置】手腕背侧横纹中，当指总伸肌腱桡侧凹陷处。

【主治】胸胁胀满，目白翳，呕吐，唾血，心痛，胃痛，喘咳。

中泉穴

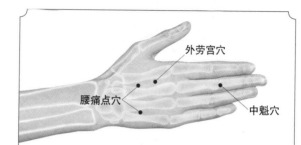

外劳宫穴

腰痛点穴

中魁穴

中魁穴

【位置】在中指背面，近侧指间关节的中点处。

【主治】①反胃、食欲缺乏、噎膈、呃逆、呕吐等脾胃病证；②牙痛，鼻出血。

【针灸】针刺 0.2~0.3 寸；艾炷灸 5~7 壮。

腰痛点穴

【位置】在手背，第 2、第 3 掌骨及第 4、第 5 掌骨之间，腕背侧横纹与掌指关节中点处，一手 2 穴。

【主治】急性腰扭伤。

【针灸】由两侧向掌中斜刺 0.5~0.8 寸；可灸。

外劳宫穴

【位置】在手背，第2、第3掌骨之间，掌指关节后0.5寸凹陷中。

【主治】①落枕；②手指屈伸不利，手指麻木；③腹泻，便溏，腹痛，小儿消化不良；④脐风；⑤小儿急、慢惊风。

【针灸】直刺0.5~0.8寸；可灸。

八邪穴

【位置】在手背，微握拳，第1~5指间，指蹼缘后方赤白肉际处，左右各4穴。

【主治】①手背肿痛，手指麻木；②头项强痛，咽痛，牙病，目痛；③烦热，疟疾，毒蛇咬伤。

【针灸】斜刺0.5~0.8寸，或点刺出血。

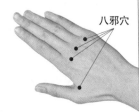

八邪穴

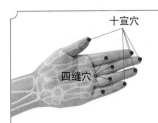

十宣穴

四缝穴

四缝穴

【位置】在第 2~5 指掌面，近端指间关节横纹的中央，一手 4 穴。

【主治】①小儿腹泻，肠虫症；②百日咳；③小儿疳积。

【针灸】点刺出血或挤出少许黄色透明黏液。

十宣穴

【位置】在十指尖端，距指甲游离缘 0.1 寸，左右共 10 穴。

【主治】①昏迷，晕厥，中暑；②癫痫；③高热，咽喉肿痛；④手指麻木。

【针灸】浅刺 0.1~0.2 寸；或点刺出血。

独阴穴

【位置】在足底，第2趾远端趾间关节横纹的中点。

【主治】①胎盘残留，月经不调；②疝气；③胸胁痛，猝心痛；④呕吐。

【针灸】直刺0.1~0.2寸；可灸；孕妇禁用。

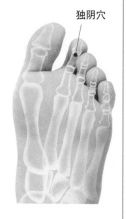

独阴穴

八风穴

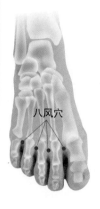

八风穴

【位置】在足背，第1~5趾间，趾蹼缘后方赤白肉际处，左右共8穴。

【主治】①趾痛，足跗肿痛；②脚气；③毒蛇咬伤。

【针灸】斜刺0.5~0.8寸，或点刺出血。

胆囊穴

【位置】在小腿外侧上部，当腓骨小头前下方凹陷处（阳陵泉穴，见第177页）直下2寸（3横指）。

【主治】胆病，黄疸，急慢性胆囊炎，胆石症，胆道蛔虫症；下肢麻痹、肌肉萎缩。

【针灸】直刺1~2寸；可灸。

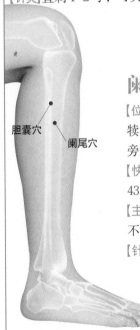

胆囊穴

阑尾穴

阑尾穴

【位置】在小腿前侧上部，当犊鼻穴下5寸，胫骨前缘旁开1横指。

【快速定穴】足三里穴（见第43页）下约2寸(3横指)处。

【主治】急慢性阑尾炎，消化不良，胃脘痛，下肢瘫痪。

【针灸】直刺1.5~2寸；可灸。

常见病特效穴位速查

常见不适

慢性病和中老年常见病

糖尿病　足三里穴 /43　阳池穴 /148　　中渚穴 /147
　　　　　支正穴 /74　　关元俞穴 /100

高血压病　曲池穴 /19　　太冲穴 /188　　涌泉穴 /123
　　　　　风池穴 /168　　肩井穴 /169

高脂血症　大椎穴 /202　　丰隆穴 /46

冠心病　极泉穴 /61　　内关穴 /140

贫　血　血海穴 /57　　足三里穴 /43　膈俞穴 /92

肥　胖　关元穴 /213　　中脘穴 /218　　天枢穴 /37

哮　喘　肺俞穴 /89　　孔最穴 /6　　　定喘穴 /230
　　　　　天突穴 /221　　廉泉穴 /222　　缺盆穴 /33

慢性鼻炎　迎香穴 /24　　印堂穴 /226　　合谷穴 /14

慢性胃炎　中脘穴 /218　　足三里穴 /43　脾俞穴 /95
　　　　　章门穴 /192　　中脘穴 /218

胃下垂　建里穴 /218　　中脘穴 /218

慢性腹泻　关门穴 /36　　梁门穴 /35　　天枢穴 /37
　　　　　神阙穴 /216　　石门穴 /214

结肠炎　天枢穴 /37　　小肠俞穴 /100

便　秘　支沟穴 /150　　胃仓穴 /110　　肓俞穴 /132
　　　　　中脘穴 /218　　大肠俞穴 /99

痔　二白穴 /232　　承扶穴 /104　　小肠俞穴 /100
　　　　　长强穴 /196　　秩边穴 /112

骨关节病

妇科病

月经不调	三阴交穴 /54	血海穴 /57	天枢穴 /37
	气冲穴 /40	地机穴 /55	阴陵泉穴 /56
痛　经	血海穴 /57	关元穴 /213	水泉穴 /127
	肾俞穴 /98	照海穴 /128	行间穴 /187
乳 腺 炎	少泽穴 /69	膻中穴 /220	足三里穴 /43
乳腺增生	太冲穴 /188	行间穴 /187	
妇女更年期综合征	足三里穴 /43	肾俞穴 /98	
	神门穴 /65		

男科病

性欲低下	气海穴 /215	长强穴 /196	
遗　精	中封穴 /189	曲骨穴 /212	命门穴 /198
阳　痿	会阳穴 /104	肾俞穴 /98	腰阳关穴 /197
早　泄	命门穴 /198	关元穴 /213	中极穴 /212
前列腺疾病	阴陵泉穴 /56	三阴交穴 /54	